La práctica del Ho'oponopono

Redbook
ediciones

La práctica del Ho'oponopono

Clara Lark

© 2016, Clara Lark
© 2016, Redbook Ediciones, SL., Barcelona

Diseño de cubierta: Regina Richling
Diseño interior y maquetación: Marta Ruescas

ISBN: 978-84-9917-387-0
Depósito legal: B-5.631-2016

Impreso por Sagrafic, Plaza Urquinaona 14, 7º-3ª 08010 Barcelona
Impreso en España - *Printed in Spain*

Índice

PRIMERA PARTE. LOS ORÍGENES Y LAS BASES DEL HO'OPONOPONO

1. Los orígenes

- La tradición hawaiana 13
- Aloha, el paraíso en la Tierra 14
- Lemuria, la Tierra de Mu 16
- Huna. Siete principios para transformar tu vida 17
- Morrnah Nalamaku Simeona 23
- La maravillosa experiencia del Dr. Ihaleakala Hew Len 24
- La llegada a Occidente. Joe Vitale 26

2. Primeros pasos

- Una práctica tradicional 29
- Morrnah y el karma 30
- Ser «pono» 32
- Antes de empezar. Relajación y meditación 34
- Cuatro elementos para construir la identidad. Los tres «yo» 36
- Cuatro necesidades esenciales 37

3. Principios básicos del ho'oponopono

- Superar la dualidad 45
- Ho'oponopono en tres pasos 46
- Algunas preguntas y respuestas........................... 46
- Estado cero 50
- El control de los pensamientos........................... 50

- Como en la física cuántica 51
- ¿Quién soy yo? 51
- Antes de dejarte ir 53
- Tomar conciencia de tu propia emisión de energía 57
- En marcha. Una nueva mirada a la realidad 58
- Técnicas sencillas para desviar los pensamientos negativos 59
- Salir del círculo vicioso de las memorias erróneas 60
- Trabajando a partir de uno mismo 62

SEGUNDA PARTE. HO'OPONOPONO EN ACCIÓN

4. Un mundo de energías

- Crecimiento o desarrollo 65
- Comprender nuestro sistema de vida 66
- Cuestión de energías 67
- Las experiencias de Masaru Emoto sobre el agua 69
- Cambiar nuestra visión del mundo. 71
- Abrir las puertas de la percepción 72
- Ejercicios de relajación 73
- Ejercicios de meditación. 76
- ¿Qués es 'meditación'? 78
- El arte de celebrar 79
- Manejar el condicionamiento. 80

5. Algunas leyes invisibles

- La ley de la atracción 83
- Cómo aplicar la ley de la atracción. 87
- El ho'oponopono y las leyes invisibles 90
- Ley de la manifestación 90
- Siete leyes de la manifestación 94
- Fluir. 96
- Técnica de la manifestación instantánea 96
- La ley de la aceptación 99
- La ley de la gratitud 102

- Conservar energía positiva 103
- Aprecio y gratitud 106

Tercera parte. Borrar las memorias erróneas

6. Borrar las memorias erróneas

- El perdón. 109
- Borrando las memorias erróneas. 112
- Sentir la respiración 114
- La vía de la inspiración. 115
- El proceso de limpieza 118
- Ho'oponopono y reiki 119
- Reprogramación ADN. Integración de la polaridad negativa 121
- El «punto cero» 122
- Beneficios del ho'oponopono 127

7. Ho'oponopono y la salud

- El desdoblamiento y las aperturas temporales. 131
- Teoría del desdoblamiento. Una partícula y su horizonte 134
- Ho'oponopono y la salud. La descodificación biológica 137
- ¿Y si la enfermedad fuera la solución?. 142
- Ho'oponopono y terapias. 147

8. El proceso de limpieza

- Ho'oponopono. La práctica diaria 151
- El rezo en el proceso de limpieza 152
- El proceso de ho'oponopono en las tres mentes 154
- La desvinculación kármica 155
- Otras palabras activadoras 162
- Otras herramientas útiles 164
- Cero límites 171

- Bibliografía 175

Introducción

El Ho'oponopono es un antiguo método de sanación de raíces hawaianas. Se trata de una valiosa herramienta de conciliación y resolución de conflictos a través del poder de las palabras. Mediante la interacción con su entorno, la persona se convierte en el eje de los cambios, que no se producen hasta que ella no cambia. Basado en el amor y el perdón, resulta muy útil para lograr la paz interior y la armonía en las relaciones.

Aunque sus orígenes son remotos, fue a partir de la segunda mitad del siglo pasado cuando experimentó su mayor crecimiento como método de desarrollo personal, gracias al trabajo de la kahuna (chamana) Morrnah Nalamaku Simeona y los libros del doctor Ihaleakala Hew Len y Joe Vitale.

El Ho'oponopono actúa como un sistema de limpieza de aquellos recuerdos que guardamos en nuestra mente inconsciente en forma de ideas, programas, creencias y prejuicios que nos causan malestar, preocupación, estrés o enfermedades. El proceso se hace a través del arrepentimiento, el perdón y la transmutación, y como «instrumento de conciencia» ayuda a descubrir nuestra responsabilidad personal en los acontecimientos de la vida que nos provocan sufrimiento.

Supone una excelente ayuda para deshacernos de todas estas cargas con la simple repetición de unas pocas frases: «lo siento», «sí, por favor», «perdóname», «gracias» y «te quiero». Si bien desde un punto de vista lógico, esto parece poco probable, difícil o hasta imposible, el fenómeno se produce.

Todo depende de la implicación y el hallazgo de respuestas que el aprendizaje del Ho'oponopono produce en quienes lo practican.

El método es una invitación a mejorar la calidad de nuestras relaciones personales y vida en general, enseñándonos a tomar plena responsabilidad por ellas. Cualesquiera que sean las motivaciones para seguirlo, siempre resulta agradable de aprender y poner en práctica, no requiere demasiado tiempo y sus «milagrosas» transformaciones a todos los niveles son muy satisfactorias.

Cuando lo descubrimos en casa nos entusiasmó, al comprobar que nos ayudaba con los temas familiares y a prevenir problemas o bien solucionar los ya existentes. En estos momentos el Ho'oponopono es, junto con la descodificación biológica de enfermedades, un método de gran ayuda, por lo que os lo recomiendo al igual que hago con mis clientes y amigos.

Notas. Se comprende que, tanto por la propia naturaleza del tema, como por el entusiasmo que despierta entre practicantes de ho'oponopono al ver sus resultados, los autores tiendan a un uso exagerado de las mayúsculas. Sin embargo, para la redacción y presentación del libro hemos evitado el uso de mayúsculas hasta donde ha sido posible. Se ha optado por favorecer las minúsculas para no fatigar a los lectores.

También para facilitar la lectura hemos prescindido, en la mayoría de casos, de la duplicación de las formas femeninas y masculinas («los… y las…», «él o ella», etc.). Se entiende que la forma masculina incluye la parte femenina de la población.

Primera parte

Los orígenes y las bases del ho'oponopono

Los orígenes

La tradición hawaiana

En medio del océano Pacífico, en las antípodas de Europa y a unos cuatro mil kilómetros de California, encontramos las islas que forman un archipiélago de ensueño: Hawái, Oahu, Maui, Kauai, Molokai, Lanai... Cada isla es única, con increíbles cataratas y cascadas, volcanes y chorros de lava, acantilados y bosques tropicales que llegan hasta la playa.

Hawái es una palabra compuesta de tres sonidos: «Ha» (*inspiración*), «wai» (*agua de vida*) e «i» (*divinidad*), es decir, «el aliento y el agua de la divinidad».

Desde hace poco más de un siglo el territorio pertenece a EEUU y la vida cotidiana se ha occidentalizado, pero la cálida hospitalidad de los hawaianos al recibir a los visitantes sigue inalterable.

Solo unas nueve mil personas mantienen viva la lengua hawaiana, que al principio puede parecer casi impronunciable, ya que se escribe con solo doce letras del alfabeto: las cinco vocales más las consonantes h, k, l, m, n, p, y w... ¡pero no necesitan más!

Desarrollo personal en acción

En estos últimos años, el espíritu siempre presente de «Aloha» ha dado paso al redescubrimiento de una ancestral tradición que ha despertado un gran interés. La ayuda que ofrece a todas las personas que quieren trabajarse por dentro, tanto en su camino espiritual como en sus relaciones y bienestar, es única e incomparable: «Lomilomi» (masaje terapéutico sanador), «Huna» (filosofía práctica) y «Ho'oponopono» (lo siento - perdóname - te amo); es decir, la mística unida a la fuerza psicológica del perdón y su capacidad para mover energía positiva.

Aloha, el paraíso en la Tierra

> *«Esto es Aloha: escuchar lo que no ha sido dicho,*
> *ver lo que no puede ser visto y conocer lo incognoscible.»*
> *(TRADICIONAL HAWAIANO)*

El visitante descubre enseguida el resultado de siglos de sentido común. La filosofía y sabiduría Aloha impregnan la vida cotidiana de Hawái, y se perciben en la amabilidad, el saber estar y las costumbres que han calificado el lugar como de auténtico paraíso en la Tierra. Antes de dejar la isla, los visitantes siguen la tradición isleña de arrojar al mar un collar de sesenta orquídeas amarillas pronunciando la palabra «malaho» para ganarse el retorno.

¿Pero qué es «Aloha»? En todos los rincones de Hawái el viajero escuchará esta palabra al saludar y bendecir a los visitantes. En lenguaje hawaiano puede significar *hola* o *adiós*, pero también *amor* y *afecto*, *belleza*, *paz*, *disfrute* o *bienaventurado seas*. Literalmente, «Alo» significa *presencia* y «ha», *respiración*, pero también se refiere a lo divino. Aloha está en todas partes; es una manera de vivir y de tratar a los demás con amor y respeto. Su profundo significado convierte Aloha en una enseñanza y una invitación a amarnos a nosotros mismos para así poder amar a los demás.

El espíritu Aloha

En la cultura tradicional hawaiana el espíritu Aloha es la motivación que se expresa a través de la alegría, cortesía, simpatía y razonabilidad. Y todo ello sin dejar de lado la serenidad y sensualidad, unidas a unas pequeñas dosis de sano orgullo. Aloha cura cuerpo y espíritu… y despierta una felicidad muy contagiosa.

Según la tradición chamánica hawaiana («Kahuna» o *los conocedores del secreto*), ser capaz de vivir el espíritu Aloha es una manera de alcanzar la perfección y realización de nuestro propio cuerpo y alma. Aloha es dar y recibir energía positiva, es vivir en armonía.

Cuando se vive el espíritu Aloha, se crean sentimientos y pensamientos positivos duraderos. Aparecen, se multiplican y se comparten con los demás. Como saludo, es un modo de decir «saludo la presencia del aliento divino en ti» y supone «la alegría de compartir energías en el momento presente», viviendo la verdadera felicidad como «una actitud interior, consciente, amorosa y activa». En este entorno, el amor es «la raíz, el fundamento y la piedra filosofal del espíritu de Aloha», o de forma más práctica, el espíritu Aloha es la coordinación entre la mente y el corazón de cada persona.

¿Cuáles son las claves de ese amor que fluye constante y en libertad? «Bien pensar» (el pensamiento como generador de la realidad); «bien decir» (bendecir) de todo y de todos, y «bien hacer», apreciar, compartir (dar y recibir) para lograr la alegría. En palabras de Morrnah Namalaku Simeona: «La alegría es la expresión gozosa de un corazón abierto que sabe valorar y apreciar la vida, compartiendo lo que tiene con los demás, a quienes reconoce como hermanos».

- «Akahai» significa *bondad*, para ser expresada con ternura.
- «Lokahi» significa *unidad*, para ser expresada con armonía.
- «Oluolu» significa *deleite*, para ser expresado con amabilidad.
- «Haahaa» significa *humildad*, para ser expresada con modestia.
- «Ahonui» significa *paciencia*, para ser expresada con perseverancia.

Se trata de rasgos de la personalidad que expresan la sinceridad, el encanto y la calidez de los hawaianos. Toda una filosofía de los nativos considerada un regalo por los habitantes de Hawái.

En resumen, «Aloha» significa aprecio, afecto mutuo y calidez en ser atentos con los demás sin esperar nada a cambio. Es la esencia de las relaciones en donde cada persona es importante para la existencia colectiva.

Lemuria, la Tierra de Mu

El pueblo hawaiano y, en especial, los conocedores de la sabiduría kahuna son considerados los descendientes de una civilización hoy desaparecida: el mítico continente conocido como Lemuria o Mu, del que se dice que cubría una gran parte de los actuales océanos Pacífico e Índico, un vasto territorio que abarcaba desde Hawái hasta la isla de Pascua.

Estas islas serían los restos de la antigua Lemuria, que algunos consideran la cuna de la raza humana. Su repentina desaparición, hace doce mil años, habría sido a consecuencia del devastador efecto de un cataclismo que sumergió al primitivo continente bajo las aguas. Uno de los principales divulgadores de su existencia fue el teósofo británico James Churchward, a finales del siglo XIX.

Así, los chamanes kahuna preservan la sabiduría de los habitantes de Hawái, es decir, lo que queda del continente Mu. Conocen y practican que «todos los seres humanos somos uno al estar conectados a través de la mente universal». Practican el Ho'oponopono y consiguen «kala» (restaurar la luz). Su filosofía es «huna», la causa del espíritu amoroso, hospitalario y feliz de ese lugar maravilloso: un eco del Paraíso perdido.

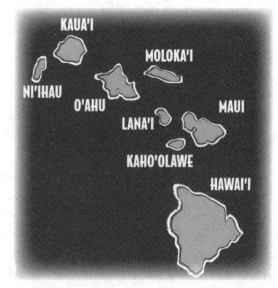

Huna. Siete principios para transformar tu vida

Huna es una antigua filosofía de la Polinesia de carácter práctico, implícita en la cultura y en las múltiples disciplinas que allí se practicaban, como el chamanismo. La palabra «huna» tiene diversos significados, aunque en este contexto serían básicamente *oculto* o *secreto*, en el sentido de algo que no podemos ver a simple vista. Conocemos sus principios gracias a Serge Kahili King, chamán y psicólogo norteamericano que ha contribuido enormemente a difundir esta filosofía con palabras modernas, tanto en su país como en otros lugares del mundo.

Esta filosofía «práctica» expresa, de forma clara y sencilla, verdades universales, y postula siete principios que pueden ser considerados herramientas para:

- Organizar nuestra experiencia de la realidad.
- Transformar nuestra experiencia de la realidad.
- Crecer y desarrollar nuestro potencial.
- Lograr metas y objetivos de todo tipo.
- Generar mayor bienestar, armonía, confianza y poder en nuestras vidas.

Estos sencillos principios pueden aplicarse a cualquier aspecto de nuestra experiencia. Cada uno de ellos es un enunciado del que se pueden desprender diferentes sentidos, y cada sentido tiene a su vez una serie de implicaciones de orden práctico y filosófico cuya comprensión y aplicación nos llevará a niveles cada vez más profundos de transformación. Sin embargo, como ocurre con cualquier aprendizaje, lo más difícil suele ser crear el hábito de la práctica; más aún cuando no se obtienen resultados inmediatos.

Cada principio es una efectiva herramienta en sí mismo y, a la vez, parte de un conjunto que le da sentido. Por tanto, cuando se selecciona un principio en particular para trabajar una situación determinada, es conveniente utilizarlo teniendo en cuenta el conjunto del que forma parte.

Los siete principios huna son:

1 (Ike). El mundo es lo que uno piensa que es

Consciente o inconscientemente, nuestros pensamientos contribuyen a generar nuestra experiencia de la realidad. Este principio se puede entender tanto a nivel literal como a otro más metafísico. Desde el primer punto de vista, no son los hechos los que determinan nuestra experiencia de la realidad, sino las ideas, juicios e interpretaciones que hacemos de ellos. Por ejemplo, lograr un ascenso en el trabajo es un hecho y éste cambia nuestra realidad, pero el cambio depende no solo del hecho, sino de nuestras creencias, de lo que pensemos al respecto. Si pensamos que somos aptos para el nuevo empleo, que éste es merecido y favorable a nuestro crecimiento, tendremos un tipo particular de experiencia, pero si pensamos que el nuevo puesto implica demasiada responsabilidad, que no estamos capacitados o que otra persona está más preparada que nosotros, nuestra experiencia será muy diferente.

«Tanto si piensas que puedes hacerlo,
como si piensas que no puedes, tienes razón.»
(HENRY FORD).

2 (Kala). No existen límites

¿Quién no ha tenido la experiencia de estar pensando en una persona y al cabo de un tiempo recibir su llamada telefónica? O a la inversa, tener el impulso de llamar a alguien y enterarse de que esa persona estaba pensando en nosotros en ese momento. Hay muchos ejemplos que muestran uno de los significados de este principio: todo está conectado. En términos del espíritu, de la información y la energía, no existen separaciones, no hay fronteras ni límites; todo se conecta y comunica entre sí. Es lo que explica, por ejemplo, la telepatía y la clarividencia.

Los resultados (salud, bienestar, felicidad, conocimiento…) tienen que ver con la conexión de nuestra mente con nuestro cuerpo y viceversa, o de las personas entre sí, o de las personas con el entorno y éste con las personas.

Recibimos y emitimos información, y estamos conectados espiritual y energéticamente con todo lo que nos rodea, aun cuando no seamos conscientes de ello.

Una gran mayoría de personas tiene ideas, conscientes o inconscientes, sobre lo que pueden ser, hacer o tener en la vida, de tal modo que establecen límites a sus posibilidades. Pero en general estos límites son solo supuestos y no límites «verdaderos» de lo que es o no posible. En un plano individual todo es posible si descubrimos cómo hacerlo, cómo transformar la imagen que tenemos de nosotros mismos, así como nuestros pensamientos y acciones, y si nos mantenemos flexibles en relación a nuestras expectativas, procesos y resultados.

> *«Justifica tus limitaciones y te quedarás con ellas.»*
> *(RICHARD BACH).*

3 (Makia). La energía fluye adonde va la atención

Este principio alude al fenómeno de la energía, que fluye naturalmente hacia donde ponemos la atención. Si, por ejemplo, la dirigimos a una parte determinada del cuerpo, allá irá la energía de forma automática. Aquello que recibe nuestra atención se energiza, de manera que nuestros pensamientos más frecuentes son los que adquieren más poder. De hecho, los pensamientos son energía electromagnética que, cuando tiene la suficiente fuerza, se manifiesta de una u otra manera.

Todo aquello en lo que nos centramos de forma sostenida, ya sea automática o voluntariamente, adquiere prevalencia en nuestra vida. Si ponemos mucha atención en un problema o malestar, éste aumentará, mientras que si lo hacemos en las posibles soluciones o en el bienestar deseado, eso es lo que facilitaremos.

> *«Cuando empiezas a medir lo que no estás obteniendo,*
> *sales de la zona del amor y entras en la zona del miedo.»*
> *(ANTHONY ROBBINS).*

4 (Manawa). El momento de poder es «ahora»

Del pasado extraemos experiencia, hacia el futuro trazamos una dirección y en el presente tenemos el poder de hacer algo con lo aprendido y con nuestros proyectos. Como suele decirse, el presente es lo único real en términos existenciales, puesto que el pasado es solo recuerdo y el futuro solo imaginación.

Sin embargo, aun cuando en términos existenciales sea así, en términos psicológicos muchas personas viven más en el pasado o en el futuro que en el presente, perdiendo el contacto con su fuente de poder. Aunque ir al pasado o al futuro no es forzosamente negativo, si nuestra atención se queda ahí, nos desconectamos de nuestro poder, que solo recuperaremos al enfocarnos en el eterno presente, en el ahora, ya sea en algún plano de la existencia o en todos ellos: el ahora del cuerpo, de la mente, de las acciones o del espíritu.

Si no te gusta el destino al que te diriges, ¿por qué no cambias de rumbo ahora, en este mismo momento? En la tradición huna no se niega que el pasado influya en nuestro presente, pero considera que son las decisiones actuales las que van creando un nuevo destino constantemente.

«Estamos dispuestos a cualquier cosa, menos a vivir aquí y ahora.»
(JOHN LENNON).

5 (Aloha). Amar es ser feliz con alguien o algo

La cultura tradicional hawaiana muestra una visión práctica del amor. Según la filosofía huna, el amor proviene de una disminución o ausencia de la ira, el miedo o la duda. Si éstos crecen, también lo hace la capacidad del ser humano para criticar; las personas que son muy críticas, o que se quejan demasiado, están dominadas bien por la ira o el miedo, bien por la duda en algunas áreas de su vida.

Por otra parte, el hecho de dar el debido reconocimiento a los demás es una expresión de amor que ayuda a mantener los mismos actos. Imaginemos una chica que se queja constantemente de que su novio no es romántico: en su búsqueda de un cambio en el comportamiento de su pareja, puede criticarlo por lo poco romántico que es, o puede provocar alguna situación en la que él pueda ser romántico y elogiarlo por ello: «Sabía que en el fondo eras romántico y me gusta que lo seas».

El amor se entiende, según el pensamiento huna, como un tipo particular de energía y acción, y no como un sentimiento. Sentir amor es algo que completa la experiencia, pero no es lo que define la cualidad de esta energía ni las acciones que la misma conlleva. Desde un punto de vista energético, el amor es una fuerza de unión y la energía contraria es la energía de separación.

Cuando uno vibra con la energía del amor se siente unido a algo o a alguien. El tipo de acciones que se derivan de esta energía y que contribuyen a incrementarla son valorar, reconocer, admirar, apreciar y agradecer. Por el contrario, cuando criticamos algo no podemos mejorarlo, pues estamos generando infelicidad y separación, y con infelicidad no es posible ninguna mejora.

La energía de separación se experimenta emocionalmente en forma de miedo, el cual no se elimina combatiéndolo, sino generando más poder y amor.

«Quien sabe contentarse con lo que tiene, sabe realmente ser rico. »
(LAO TSÉ).

6 (Mana). Todo el poder viene de nuestro interior

Todo en la naturaleza tiene poder, es decir, energía dirigida a un propósito. Este poder se expresa en los diferentes aspectos o planos del ser (físico, emocional, mental y espiritual). Aunque habitualmente hablamos de tener más o menos poder, la filosofía huna nos recuerda que lo que en realidad tenemos es mayor o menor conexión con fuentes de energía; mayor o menor fluidez de energía en nuestro sistema, y mayor o menor capacidad de dirigir intencionalmente esta energía hacia una meta.

La conexión con fuentes de energía puede entenderse, básicamente, de tres maneras diferentes: con fuentes internas, con fuentes externas o con ambas. De acuerdo con la filosofía huna, los seres humanos no somos ni la única ni la última fuente de energía y poder, porque en el Universo todo tiene poder.

Como hemos dicho, podemos generar nuestro propio poder y, además, conectarnos con fuentes que están más allá de nosotros mismos. Dado que el Universo es infinito, su poder también lo es, por lo que cuanto más conectados estemos con el Universo, mayor será aquél.

Por otra parte, nadie puede hacerte sentir mal sin tu consentimiento, es decir, nadie tiene poder sobre ti a menos que se lo entregues voluntariamente. Mana invita a vivir según una validación interna y por eso mismo es sinónimo de confianza: aquellos con mayor confianza y seguridad en sí mismos son quienes se guían por una validación interna y no externa.

> *«Quien mira hacia fuera, sueña; quien mira hacia dentro, despierta.»*
> *(C.G. Jung).*

7 (Pono). Lo efectivo es la medida de lo verdadero

La eficacia mide nuestra verdad. La filosofía huna es eminentemente práctica; no propone verdades ni métodos absolutos, por lo que estos siete principios también son relativos. Es decir, aunque se trata de herramientas efectivas para lograr felicidad y bienestar, pueden proponerse otras igualmente válidas si consiguen el mismo propósito. En este sentido, el parámetro de verdad para la filosofía huna se remite a los resultados que obtenemos, o lo que es lo mismo, podremos saber si algo es verdadero o no por los efectos que produce.

«Pono» es el principio de sabiduría que establece la eficacia como medida de la verdad, pero en este caso el fin no justifica los medios: no debe aplicarse a la política o a la guerra, sino al desarrollo interior de las personas y teniendo en cuenta que lo que funciona para uno puede no hacerlo para otro. En todo caso, lo que funcione para ti será lo verdadero para ti.

> *«Absorbe lo útil. Rechaza lo inútil. Crea lo único y verdadero por ti mismo.*
> *Si algo no te ha funcionado, intenta algo nuevo.*
> *Siempre hay otro camino para hacerlo.»*
> *(Jeet Kune Do).*

Morrnah Nalamaku Simeona

«Limpia, borra y encuentra tu propio paraíso. ¿Dónde? Dentro de ti mismo.»
(MORRNAH NALAMAKU SIMEONA)

Antes de conocer y avanzar en la práctica del Ho'oponopono nos fijaremos un poco en sus divulgadores. Los primeros textos escritos que se conocen acerca de este método fueron recogidos por Mary Kawena Pukui (1895-1986), que dedicó gran parte de su vida a preservar la cultura y las tradiciones de su isla. En 1977 fue honrada como Tesoro Viviente de Hawái por su contribución y papel clave en la traducción, interpretación y preservación de las tradiciones de su pueblo.

Pero es a Morrnah Nalamaku Simeona (Honolulu, 1913-Múnich, 1992), a quien le debemos el conocimiento actual del Ho'oponopono en Occidente. Su madre fue una de las últimas kahuna lapa'au kahea (sanadora a través de las palabras) reconocidas y miembro de la corte de Lili'uokalani, la última reina de Hawái.

Morrnah fue educada en el sistema escolar católico y también recibió el aprendizaje de la sanación kahuna a los tres años. Desde muy joven mostró un profundo interés por los estudios filosóficos que más adelante emplearía en la adaptación contemporánea del método tradicional Ho'oponopono, el antiguo proceso hawaiano para resolver problemas mediante el arrepentimiento, el perdón y la transformación. También aprendió la técnica del lomi-lomi, el antiquísimo masaje kahuna, considerado una de las formas más profundas que existen de masaje y cuyo objetivo es conseguir una armonía total trabajando todos los músculos y facilitando el paso de los fluidos energéticos, resultando ideal tanto en medicina preventiva como en terapias naturales.

En 1976, a los 63 años, Morrnah comenzó la adaptación de la ancestral técnica del Ho'oponopono a los tiempos actuales. Tradicionalmente, este proceso basado en el perdón y el arrepentimiento se utilizaba para resolver problemas en el seno de la familia, un concepto que en la cultura hawaiana va más allá de las relaciones consanguíneas porque incluye también los espíritus de los antepasados y los amigos más íntimos.

La maravillosa experiencia del Dr. lhaleakala Hew Len

En 1982, a punto de cumplir 70 años, Morrnah Nalamaku Simeona inició la formación de su discípulo, el Dr. lhaleakala Hew Len. Este psicólogo nacido en Hawái, graduado en Psicología por la Universidad de Colorado y doctorado por las universidades de Iowa y Utah, había centrado su carrera profesional en un principio en el área de las discapacidades infantiles.

El Dr. Len había oído hablar de una sanadora milagrosa que enseñaba una técnica de sanación a través del arrepentimiento y el perdón en hospitales y universidades, incluso en las Naciones Unidas. Se interesó por ella y finalmente se inscribió en un seminario guiado por Morrnah para profundizar en dicho proceso. Tan solo un año después de recibir la formación con Morrnah, el Dr. Len inició su trabajo como psicólogo clínico en el Hospital Estatal de Hawái, en el condado de Honolulu, donde consiguió sorprendentes resultados en el tratamiento de una treintena de pacientes que estaban ingresados por trastornos mentales graves (algunos incluso por delitos de sangre) y con los cuales los terapeutas y psicólogos del centro habían sido incapaces de conseguir resultados positivos. El Dr. Len concentró todo su esfuerzo en revisar detenidamente los expedientes de cada interno y, a partir del contenido de sus historiales, asumió su propia responsabilidad limpiando sus juicios, creencias y actitudes con respecto al desequilibrio de aquellas personas. Sorprendentemente, a medida que el Dr. Len se iba limpiando en su interior con el Ho'oponopono, los pacientes mejoraban.

Un proceso sorprendente

Lo realmente increíble de la historia es que esto ocurría sin tratarlos personalmente, pues nunca pasó consulta con ninguno de aquellos enfermos. Al cabo de unos meses los internos que estaban inmovilizados recibieron permiso para caminar libremente por el centro, y aquellos que recibían tratamiento farmacológico empezaron a reducir las dosis; otros fueron dados de alta y, finalmente, después de tres años de trabajo, el pabellón fue clausurado.

Cuando le preguntaron al Dr. Len cómo lo había conseguido respondió: «Simplemente estaba sanando la parte de mí que había creado sus problemas y enfermedades». ¿Cómo se curaba a sí mismo? ¿Qué era lo que hacía exactamente cuando miraba los historiales de los pacientes? «Simplemente decía: 'Lo siento, te amo, perdóname, gracias', una y otra vez».

«En realidad, el trabajo en el hospital no me gustaba, pero un amigo me dijo que necesitaban ayuda. Le pedí que me pasara los nombres de los pacientes y le dije que realizaría mi trabajo sin ir al hospital. Pero al tratarse de datos confidenciales me pidieron que asistiera al centro. Cuando vi a toda aquella gente recluida en las habitaciones de aislamiento y físicamente reprimida, me percaté de la violencia física y verbal que había en aquel entorno. Dicha sensación me empujó a preguntarme a mí mismo qué había hecho para vivir una experiencia semejante. De esta forma, empecé a hacer limpieza de mi propia conciencia».

Es decir, curar la parte de uno mismo que crea esta realidad ante él, de acuerdo con la teoría de los espejos. Según esta teoría, atraemos lo que somos y lo que llevamos dentro de nosotros. Lo que sucede enfrente (relación,

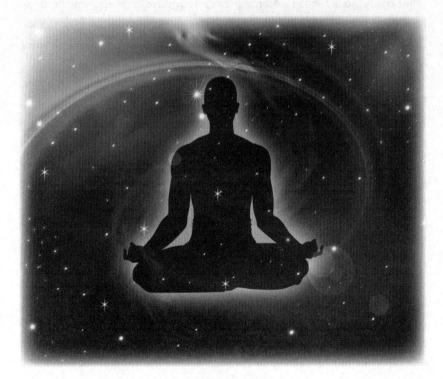

situación o persona encontrada) no es más que el reflejo de lo que somos y llevamos dentro.

De acuerdo con sus ideas, somos totalmente responsables no solo de nuestras acciones, sino también de las de los demás. Y para él, la liberación interior solo puede alcanzarse por la repetición de las palabras «te amo, lo siento, perdóname, gracias» una y otra vez, como luego veremos.

Todo empieza en el pensamiento

«Para los antiguos hawaianos, todos los problemas comienzan con el pensamiento. Pero el problema no está en simplemente pensar, sino en nuestros pensamientos cuando están impregnados de recuerdos dolorosos del pasado con respecto a personas, situaciones o cosas».

A partir de aquella extraordinaria experiencia, el Dr. Len logró un gran reconocimiento e impartió infinidad de conferencias y seminarios. En el año 2000 redujo su actividad docente para concentrarse en la elaboración de su libro *Cero Límites* (ver bibliografía final), las enseñanzas del antiguo método hawaiano del Ho'oponopono, en colaboración con el terapeuta y escritor Joe Vitale.

La llegada a Occidente. Joe Vitale

El Ho'oponopono nos ha llegado gracias a Morrnah y al Dr. Ihaleakala, pero también gracias a Joe Vitale, especialista en márketing, hipnosis y temas metafísicos. Vitale fue uno de los participantes (como terapeuta espiritual) en el célebre libro y película El Secreto, y fue asimismo el descubridor del Dr. Hew Len Ihaleakala y su actividad en el Hospital Psiquiátrico de Hawái, cuando publicó un artículo en Internet que daría la vuelta al mundo. Hoy Joe Vitale reconoce que al principio tuvo dificultades para «aceptar que somos responsables de todo lo que nos rodea». De hecho, es comprensible tener dificultades para aceptar que todas las situaciones en las que nos encontramos forman parte de nuestro propio hacer. Sin embargo, cuando antes lo comprendamos y aceptemos, antes podremos liberarnos «milagrosamente» de estas situaciones difíciles y ayudar a los demás. Como Joe Vitale, tenemos que experimentar para juzgar su eficacia.

En resumen. Los orígenes y las bases del ho'oponopono.

Los orígenes

- La tradición hawaiana
  Desarrollo personal en acción
- Aloha, el paraíso en la Tierra
  El espíritu Aloha
- Lemuria, la Tierra de Mu
- Huna. Siete principios para transformar tu vida:
  Ike, Kala, Makia, Manawa, Aloha, Mana, Pono
- Morrnah Nalamaku Simeona
- Dr. Ihaleakala Hew Len. Una maravillosa experiencia
  Un proceso sorprendente
  Todo empieza en el pensamiento
- La llegada a Occidente. Joe Vitale

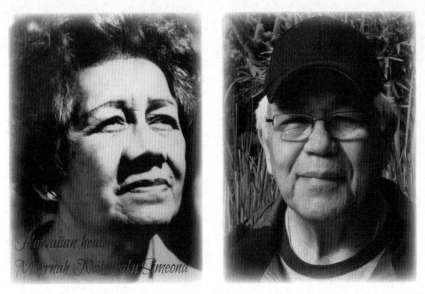

Morrnah Nalamaku Simeona (1913-1992). A la derecha, el Dr. Ihaleakala Hew Len

Primeros pasos

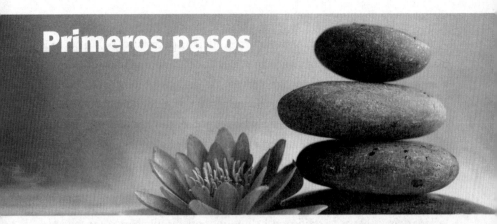

> *«La paz empieza en ti. Estamos aquí solo*
> *para traer la paz a nuestras vidas y, si traemos paz a nuestras vidas,*
> *todo a nuestro alrededor*
> *encuentra su lugar, su ritmo y la paz.»*
> (MORRNAH NALAMAKU SIMEONA)

Una práctica tradicional

El ho'oponopono era una práctica muy habitual en Hawái a la hora de resolver conflictos domésticos, así como un instrumento para encontrar armonía, claridad y paz a todos los niveles.

Los antiguos practicantes de este proceso consideraban imprescindible que toda la familia estuviera presente durante las sesiones, donde existía la figura del moderador (normalmente un *kahuna*) y cada miembro tenía la oportunidad tanto de solicitar como de conceder el perdón al resto de familiares, teniendo en cuenta que no habría culpables ni castigos.

En momentos importantes para la familia, el grupo se reunía para orar, dialogar, confesar sus faltas y resolver los conflictos a base de compasión, generosidad, amor y perdón. El sistema se basaba en la sinceridad absoluta de sus participantes, ya que se consideraba que solo con verdadera integridad era posible alcanzar la armonía entre todos ellos.

Aquello que afectaba al conjunto se consideraba prioritario, por lo que tras plantearse el problema cada miembro de la familia exponía sus sentimientos y sensaciones al respecto. A este proceso de discutir y compartir con una autocrítica libre de juicios le sucedía un tiempo de recogimiento (*ho'omalu*) para evitar que la decisión se dejara arrastrar por sentimientos de ira, rencor o pasión. Seguidamente, se restablecía la paz a través de la petición del perdón y, al ser concedido, se entraba en la fase de *kala*, en la que todo el grupo se liberaba de los pensamientos negativos y destructivos.

Finalmente se daban las gracias por el apoyo y consejo recibidos, y todos los participantes en la sesión de ho'oponopono terminaban compartiendo una comida.

Morrnah Nalamaku Simeona siguió todos estos ritos ancestrales.

Morrnah y el karma

Hoy día se considera que la obra de Morrnah estuvo influenciada tanto por su educación (católica y protestante) como por sus estudios filosóficos (incluyendo filosofías de India y China). Según ella, el karma negativo creado por nuestros actos, ya sea en otras vidas como en la vida actual, debe pagarse de una manera u otra. Por eso vivimos en ocasiones experiencias dolorosas que son simple reacción a algo que hemos hecho con anterioridad, lo que significa que somos totalmente responsables de lo que nos sucede.

Según las leyes del karma, cada una de nuestras sucesivas reencarnaciones estaría condicionada por los actos de las vidas anteriores. El concepto de «karma» aparece en diversas religiones orientales, como el budismo y el hinduismo, y se interpreta como una «ley» cósmica de retribución, o de causa y efecto. Se refiere al concepto de «acción» o «acto», entendido como aquello que causa el comienzo del ciclo de causa y efecto, pero como nuestra realidad es más que la consecuencia de lo que hemos hecho en otras vidas se establece un «efecto boomerang», una idea que es fundamental aceptar para la aplicación eficaz del ho'oponopono.

El karma

La ley del karma es un ejemplo especial de la ley de causa y efecto, que establece que nuestras acciones (físicas, verbales y mentales) son causas y nuestras experiencias son sus efectos. La ley del karma enseña que cada individuo posee una disposición mental, una apariencia física y unas experiencias únicas porque son los efectos de las incontables acciones que ha realizado en el pasado. Puesto que no hay dos personas que hayan realizado las mismas acciones en vidas pasadas, nadie puede tener los mismos estados mentales, experiencias ni apariencia física que otro en el presente. Cada ser posee su propio karma individual. Así, unas personas disfrutan de buena salud y otras sufren enfermedades sin cesar; unas tienen un físico atractivo y otras no; unas siempre están alegres y se conforman con poco, mientras que otras suelen estar de mal humor y nunca están satisfechas; unas personas entienden con facilidad el significado de las enseñanzas espirituales, en tanto que otras las encuentran difíciles y oscuras.

La palabra «karma» significa acción y se refiere principalmente a nuestras acciones físicas, verbales y mentales, las cuales dejan huellas o impresiones en nuestra mente sutil que, con el tiempo, producen sus correspondientes resultados. Nuestra mente es comparable a un campo de siembra, y las acciones que cometemos, a las semillas que plantamos en él. Las acciones virtuosas son las semillas de nuestra felicidad futura, en tanto que las perjudiciales son las de nuestro sufrimiento. Estas semillas permanecen ocultas en nuestra mente hasta que producen su efecto cuando se dan las condiciones necesarias para su germinación, para lo cual pueden transcurrir varias vidas.

Según el budismo, nuestra mente suele estar «contaminada» por el aferramiento propio o ego, que es la razón principal por la que experimentamos sufrimiento y que se produce por nuestras propias acciones y no como un castigo impuesto por nadie. Sufrimos porque hemos cometido numerosas acciones perjudiciales en vidas pasadas, cuyo origen son nuestras propias perturbaciones mentales, es decir, nuestros pensamientos y lo que se deriva de ellos, como el miedo y la ignorancia del aferramiento propio. Cuando hayamos eliminado de nuestra mente el aferramiento propio y demás engaños, nuestras acciones serán puras y, como resultado, también lo serán las experiencias, circunstancias y personas de nuestro alrededor. No quedará ni el menor rastro de sufrimiento, impureza ni dificultad y encontraremos la verdadera felicidad en nuestra mente.

Ser «pono»

Antes de la llegada de la cultura occidental, todos los habitantes de Hawái intentaban ser «pono». Era una idea esencial para la vida diaria y el ho'oponopono era el instrumento idóneo para el buen funcionamiento de la comunidad. Cuando alguien dejaba de ser pono (si intentaba dañar a alguien o causarle tristeza o pesar; si era codicioso; actuaba alocadamente, o era perezoso y no colaboraba en el trabajo común) los mayores le llamaban a su encuentro. Pocas veces el problema persistía y, en esos casos, toda la comunidad («ohana») y, en especial, las personas afectadas eran convocadas a un ho'oponopono.

Se trataba de una ceremonia grupal donde, entre todos, se discutía el problema y se intentaba entender lo que la persona había hecho o seguía haciendo, bajo todos los puntos de vista y con la ayuda de la sabiduría de los ancianos. Se intentaba buscar una solución satisfactoria para toda la comunidad y el asunto era perdonado, pero si a pesar de todo la persona no cumplía los acuerdos, era expulsada de la comunidad, lo que era una medida drástica porque nadie hablaba ni colaboraba con los expulsados, y ellos mismos se retiraban de las zonas pobladas hacia las montañas. Dado que era muy difícil que los jefes se ocuparan de los asuntos de las pequeñas aldeas para castigar o condenar a alguien, este tipo de expulsión, una vez agotados todos los intentos de mediación, era a menudo el único recurso «penal» del que se disponía.

Viaje al interior de uno mismo

El ho'oponopono nos ayuda a liberar recuerdos relacionados con eventos negativos para transformar nuestro presente, procurando borrar la memoria y programación erróneas relacionadas con nuestro karma.

Se trata de eliminar los lazos kármicos con personas y lugares que almacenan un «muro en la memoria» de sucesos pasados, como si se tratase de muebles viejos que ya no sirven. Incluso para alguien cuyo karma sea muy pesado… ¡no todo está perdido!

Para ello Morrnah pone en marcha una especie de purificación de la conciencia para encontrar la paz interior y eliminar cualquier karma negativo. Se trata de un proceso que se practica en soledad (a diferencia del sistema de las antiguas familias hawaianas que acabamos de ver) para volver a conectar con la fuente, con la divinidad interior, y que se expresa con claridad: «La paz comienza siempre conmigo».

Para Morrnah, el karma y los recuerdos se pueden limpiar con un trabajo interior y la voluntad de vivir en libertad. El método consiste en adentrarnos en nosotros mismos y observar aquello que nos hace sentir incomodidad, miedo, estrés, etc. Al ser portadores de elementos problemáticos, el malestar se arraiga en uno de nuestros recuerdos no deseados.

También nos habla del concepto de «luz pura» y de «energía» o «maná divino», que es el nivel divino con el que estamos conectados y que también forma parte de nosotros mismos. Se trata del nivel que nos permitirá liberarnos de los recuerdos dolorosos, que no solo incorporamos, sino que a menudo mimamos y solidificamos en nuestro interior. En este momento se deja de lado la mente, que siempre quiere controlarlo todo, para que sea la acción divina la que actúe y nos limpie en profundidad.

Vivir divinamente

Morrnah utiliza a menudo el término «Dios» (o lo divino) para evocar una realidad que está más allá de nosotros, aunque podemos utilizar igualmente términos como «Universo», «Espíritu», «Vida» o cualquier otro que refleje

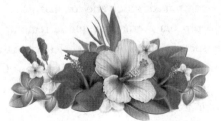

esta idea y que consideremos más apropiado para nuestra tarea. También podemos hablar de divinidad interior o alma.

El objetivo es encontrar la paz interior y el equilibrio entre lo divino y nuestros tres yo: el subconsciente (que corresponde a nuestro cuerpo emocional), el consciente (al cuerpo mental) y el superconsciente (al cuerpo espiritual y que enseguida veremos con más detalle).

Ciencia y espiritualidad

Nuestra sociedad occidental adora la energía… material. Ya sea como expresión primaria de comodidad o poder, por el enfoque actual del método científico o por cualquier otra razón, lo cierto es que se suele ignorar el vasto campo de las energías sutiles como expresión de aquello que nos mueve.

Hace siglos que en las culturas orientales se entendió que la armonía entre cuerpo y mente es fundamental, desarrollándose técnicas como la acupuntura que así lo demuestran, aunque en Occidente todavía se tengan reticencias hacia ellas. Por suerte, el vínculo entre ciencia y espiritualidad tiende a expandirse cada vez más, lo que indica un cierto despertar de la conciencia.

Antes de empezar. Relajación y meditación

Antes de iniciarse en el ho'oponopono, es conveniente hacer un poco de meditación para estar al tanto de las propias heridas y limitaciones. De este modo será más fácil, en una segunda fase, aceptar que el responsable de todo es uno mismo.

Al despertar por la mañana tómate unos minutos antes de levantarte. Elige con lucidez un aspecto de ti mismo que no te guste y observa cómo se manifiesta en tu vida de forma recurrente. Decide que dicho problema no puede dominar tu vida y trata de observarlo con más atención y comprensión, y menos ira. Luego procura averiguar a qué se remonta y apórtate cierto consuelo con tu perspectiva actual. Repite el ejercicio hasta que reconozcas que dicho problema ha sido originado en ti mismo. Cuando te sientas más preparado empieza de nuevo, pero aplicando el ho'oponopono como veremos a continuación.

Los mantras

Un mantra es una palabra de origen sánscrito para describir sonidos (sílabas, palabras o grupos de palabras) que se considera que poseen una fuerza psicológica o espiritual. Puede traducirse literalmente como «instrumento mental» y se utiliza ante todo para designar fórmulas en verso y en prosa que se pronuncian durante el rezo o en ceremonias litúrgicas. Hay que tener en cuenta que es precisamente en los rituales donde los gestos, palabras y pensamientos adquieren su máxima eficacia.

Primeros pasos

Considera una situación simple que quieras liberar y recita las cuatro frases a modo de mantra: «Lo siento, perdóname, gracias, te amo», centrándote en la importancia que van a tener para ti. Haz el ejercicio tantas veces como desees, al menos tres veces al día durante veintiún días, por lo menos cinco minutos cada vez... y deja hacer. ¡Apreciarás los cambios!

Imagina que vas en coche. Se puede conducir en paz sin embotellamientos o, por el contrario, encontrarnos con un tráfico inusual, inquietante y estresante. En la vida es exactamente lo mismo: podemos decidir si vamos a vivir libres y en un estado de fluidez permanente, o bien generar y aceptar (o no) bloqueos, cargas pesadas y dificultades diversas, simplemente porque creemos no tener ningún control sobre ellas. Esto es falso: ¡podemos actuar!

Contrariamente a lo que se suele creer, cuanto más flexibles seamos con el guión de nuestra propia vida, tanto más fluido será éste. De hecho, cuanto más queramos mantener el control sobre eventos y cosas, más viviremos en un estado de bloqueo generado por recuerdos y pensamientos alejados del presente que impedirán cualquier cambio. Esto es así, porque en esta obsesión por el control, tendemos a desarrollar ciertas estrategias con las que perdemos muchas potencialidades y nos cerramos a nuevas oportunidades.

Cuatro elementos para construir la identidad. Los tres «yo»

Si aceptamos que todo puede y debe moverse para aportarnos fluidez y libertad, tanto en nuestros centros de energía (o «chakras») como en los diferentes cuerpos (emocional, físico, mental y espiritual), entonces encontraremos equilibrio y unidad en todo lo que forma parte de nosotros. Seremos capaces de reconocer nuestros miedos, heridas y emociones, especialmente los de nuestro niño interior (que a menudo tenemos olvidado), y al aceptarlos los dejaremos ir.

Primero veamos los cuatro elementos que constituyen la identidad según la tradición hawaiana, comenzando por las tres mentes o aspectos del «yo».

Es difícil definir el yo, pues aunque podamos decir que es nuestra mente, tiene ciertos aspectos que nos son desconocidos. El pensamiento huna divide el yo en tres partes, de acuerdo con su función, pero mientras cada una de estas «tres mentes» se ocupa de sus propias tareas, debe estar en contacto con las demás. Así, podemos imaginar que nuestra mente consciente dialoga con las otras dos, pero sin olvidar que cada aspecto de la mente no es una entidad ajena a nosotros, sino que forma parte de lo que somos.

Kane/Aumakua – Mente Superconsciente o parte espiritual

Es una parte perfecta, la chispa divina que hay en cada uno de nosotros. Se le adjudican nombres como «Padre», «Yo superior», «Alma» o «Divinidad interna», y se la compara a un ángel de la guarda o Dios personal.

Lono/Uhane – Mente Consciente o parte mental

Es el intelecto y quien toma las decisiones. Su poder es la voluntad y es la encargada de aceptar el 100% de la responsabilidad e iniciar el proceso de sanación ho'oponopono. También llamada «Madre» o «Yo medio», se corresponde con nuestro cuerpo mental, inteligencia y vaivén de pensamientos que revolotean por nuestra cabeza, a menudo creando malestar. Es el famoso «mental» del que algunos no logran separarse.

Ku/Unihipili – Mente Subconsciente o parte emocional

Almacena las memorias y es la responsable de muchas funciones automáticas y de nuestras conductas. También llamada «Niño interior», «Yo básico» o

«Yo emocional», tiene que ver con los recuerdos almacenados en experiencias y emociones pasadas. Podemos referirnos a esta última parte como «mente subconsciente», aunque ello puede llevarnos a confusión, ya que la idea de subconsciente a veces nos remite a una entidad separada de uno mismo (como puede sucedernos con el concepto de «niño interior») o incluso a un enemigo interno (el ego, la sombra, la bestia animal y pasional).

La inteligencia divina

Finalmente encontramos la «Inteligencia» esencial que todos llevamos dentro y que nos conecta con lo divino, es decir, nuestra esencia, aquello que nos guía a través de la inspiración y la intuición. El instinto que no siempre escuchamos al preferir lo mental y la razón.

De la desunión interior al equilibrio armónico

Normalmente vivimos lejos de la unidad. Negamos las emociones, sentimos temor por ciertas sensaciones recurrentes, seguimos la mente y acabamos dejando de lado nuestro yo más profundo. Así que hay que elegir: o nos quedamos en la posición de piloto automático como la mayoría de personas, sin hacer preguntas y siguiendo adelante, o bien decidimos que ha llegado el momento de ganar nuestra libertad y poder, soltando el lastre de recuerdos inútiles.

Estamos destinados a encontrar la armonía y el equilibrio en todas las partes de nuestra identidad, por lo que debemos restablecer la unidad que calma el corazón y nos regala la serenidad.

Cuatro necesidades esenciales

Si bien en un plano material el ser humano debe cubrir tres necesidades básicas: alimentación, vestido y alojamiento, en el plano espiritual serían cuatro: control, reconocimiento (o aprobación), unidad y seguridad.

A menudo resulta difícil navegar entre el rechazo, consciente o inconsciente, de nuestras emociones y el reconocimiento de nuestro niño interior y la necesidad de seguir las reglas que dicta la sociedad. También lo es dejar de lado aquello que imaginamos que, de una forma u otra, nos da el control sobre nuestra vida. Nos debatimos entre nuestras necesidades, deseos, miedos y creencias, el sistema que nos rodea y el temor a las consecuencias de nuestras elecciones, así que acabamos siguiendo las opciones dictadas por la mente, que está a su vez guiada por emociones reprimidas y recuerdos acumulados.

Si queremos detener este proceso sin fin, lo primero que debemos hacer es poner el piloto automático en posición off para recuperar el control real. Tenemos que cuidar de nosotros mismos, reconocernos sin opinión externa y aceptar todas las partes que nos conforman, incluyendo las emociones que normalmente reprimimos, como la ira, el miedo o la falta de confianza.

Reconectar con tu niño interior

El vínculo entre emociones y mente, es decir, entre hijo y madre, es básico. Volver a conectar con nuestro niño interior es un aspecto importante porque este niño a menudo es prisionero del sufrimiento y del dolor que acarrea desde el inicio de su encarnación. Hemos de tranquilizarlo y ayudarle a liberarse, porque al hacerlo nos liberamos a nosotros mismos. El proceso se conecta entonces con la madre y el padre, y la mente consciente con nuestra alma, siendo la mente la que decide detener tal o cual proceso en un momento dado. (más sobre el niño interior en pág. 164)

Nos encontramos con la misma situación en el feng shui: una persona está convencida de que su casa es negativa y puede que termine odiándola por ello. En este caso, la casa somos nosotros mismos y está ahí con el fin de liberar nuestros recuerdos enterrados. Si detestamos nuestra casa, nos detestamos a nosotros mismos y estaremos muy lejos de una energía de amor que pueda limpiar los recuerdos y la programación errónea que soportamos.

Ejercicio de renacimiento

El «rebirthing» (*renacimiento*) es un método que puede ayudarnos a reconectar con nuestro niño interior para calmarlo y transformarlo. Se requiere tan solo un ambiente tranquilo y un buen nivel de concentración. Puede practicarse cada día, pues solo conlleva unos minutos y siete sencillos pasos:

■ **Paso 1:** Detener. Al decir «alto», imagina una señal de stop.

■ **Paso 2:** Respirar. Inhala profundamente por la nariz, aguanta la respiración y cuenta hasta cuatro; luego exhala lentamente por la boca (la espiración ha de ser más larga que la inspiración). No cruces los brazos ni las piernas y mantén relajados los músculos faciales.

■ **Paso 3:** Reconocer. Afirma que tú eres el autor de tu historia. Si es necesario, di «perdón, quiero empezar...», que te ayudará a reconocer tu historia sin hacer ningún juicio.

■ **Paso 4:** Elegir un número. Deja que tu inconsciente revele una cifra significativa que simbolice la edad que tenías cuando el trauma generó un problema. Si está por encima de diez, puedes seguir e identificar qué eventos ocurrieron cuando tenías esa edad. A continuación, repite los pasos 1-3 y deja que tu subconsciente encuentre otro número, esta vez menor de diez; ésta será la edad del niño que el adulto curará en la siguiente etapa.

■ **Paso 5:** Conocer al niño. Crea en tu interior un paisaje mágico en la naturaleza, en donde te encontrarás con tu yo de niño, le declararás tu amor y le reconfortarás.

■ **Paso 6:** Apartarnos del niño. Tranquiliza al niño. Dile que está sano y salvo, y que lo amas; que le cuidarás como se merece cada vez que lo necesite. Luego despréndete suavemente de él, dejándolo en la seguridad del paisaje mágico.

■ **Paso 7:** Volver al presente como un adulto. Di tu nombre, edad, dónde te encuentras y el año de retorno al presente. Tu yo adulto está de nuevo plenamente consciente, relajado, renovado y fortalecido.

¡No te saltes ninguna etapa!

La contribución del ho'oponopono

Como veremos en el siguiente capítulo, podemos identificar conscientemente cualquier problema que domine nuestra vida. Reconocerlo nos permitirá, precisamente, tomar *consciencia* (conviene resaltar esta palabra) de ello porque el origen de un problema que ha sido identificado está vinculado a uno o más recuerdos.

En el proceso, sin embargo, podemos encontrarnos con dos dificultades: que estemos demasiado tensos y no lleguemos a soltarnos, o bien que no confiemos lo suficiente en nuestra esencia. El ho'oponopono nos permite en este momento reconectar con nuestra parte divina y cumplir con el trabajo de renacimiento.

Cuatro frases para la liberación

No siempre es fácil dejar de lado el control y liberarnos sin saber qué va a suceder, pero si el proceso del ho'oponopono puede ser coronado con éxito se debe a la recitación de cuatro frases impregnadas de confianza: «Lo siento, perdón, gracias, te amo».

No existe ninguna regla en relación al orden de las frases. Usa la secuencia con la cual te sientas mejor, la que esté más en sintonía con tu momento. Puedes dejarte guiar por tu intuición.

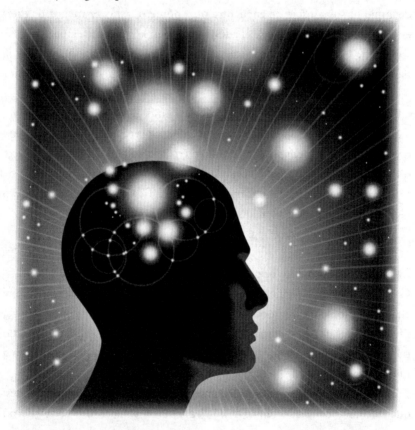

■ **«Lo siento»**: Reconoces que algo (no importa ahora saber el qué) penetró en tu sistema cuerpo-mente. Quieres el perdón interior por lo que aquello te acarreó.

■ **«Perdóname»**: Tú no estás pidiendo a la divinidad que te perdone, sino que te ayude a perdonarte.

■ **«Te amo»**: Transmuta la energía bloqueada (que es el problema) en energía que fluye, volviendo a unirte con lo divino.

■ **«Gracias»**: Es tu expresión de gratitud y fe en que todo se resolverá para el mayor bien. A partir de este momento, lo que vaya a suceder ya no está en tus manos, aunque puedes ser inspirado a llevar a cabo alguna acción. Si continuases dudando, tendrías que persistir en el proceso de limpieza y, una vez limpio, obtendrías la respuesta.

Recuerda que lo que ves erróneo en el prójimo también existe en ti, por lo que toda curación conlleva una autocuración. Y en la medida en que tú mejoras el mundo también lo hace. Es una responsabilidad, por lo que nadie más que tú necesita hacer este proceso.

Otro aspecto importante es que estamos aprendiendo a relacionarnos con nuestra mente subconsciente (Unihipili), responsable de las memorias dado que las recibe y almacena, repitiéndolas conforme a su programación. Nos integramos con esta mente subconsciente al pedir a la divinidad que limpie aquellas memorias que se repiten y generan los conflictos, problemas y bloqueos de energía que terminan en dolencias psíquicas y físicas.

La repetición viene a ser como un mantra que recitamos una y otra vez, y que nos va cargando de energía positiva. Volveremos a ello más adelante.

Una responsabilidad: borrar la memoria

Hemos de entender que la mente es perfecta. Lo que no es perfecto son los datos y memorias que ésta contiene, y con el ho'oponopono trabajamos precisamente eso.

Cuando el Dr. Len trata a un grupo de personas, busca una memoria en común y, aunque puede que no todos sean conscientes de ella, solo necesita a una persona capaz de ser 100% responsable, para desactivar esa memoria compartida. Len lo describe de la siguiente manera: «El ho'oponopono es solo el hecho de mirarse a uno mismo para limpiar la basura que nos causa los problemas que tenemos en común con los demás». Y asegura que a él le gusta que las personas sean duras con él, porque sabe que son las memorias las que están haciendo que sean así, y dado que él está buscando memorias que limpiar, las mejores para este propósito son los datos ruines. «El ho'oponopono significa corregir un error, lo que sucede al decirse: "Te amo, lo siento mucho, perdóname, gracias" a la divinidad, para permitir que lo divino vacíe y cancele los datos (las memorias de la mente subconsciente) que experimentamos como problemas».

Al hacer los distintos procesos ho'oponopono, estoy pidiendo a la divinidad que cancele programas (memorias) que hay en mí para que sean cancelados también en las otras personas. Solo debo mirar lo que me sucede, lo que tengo en común con los demás. Estoy dispuesto a ser 100% responsable, porque solo depende de mí traer la paz a mi propia vida.

«Si no hiciéramos nuestra propia limpieza todo el tiempo, alguien infeliz acabaría apareciendo en nuestra vida, y eso puede aprisionarnos en su dolor. Si alguien aparece con rabia en mi experiencia, yo asumo el 100% de responsabilidad preguntándome: "¿Qué hay en mí, qué necesito liberar, qué está haciendo aparecer esta experiencia?". Yo observo en mí qué problema (memorias) está causando la situación para que lo cancele la divinidad.»

Amor. Trabajando el componente indispensable

A la hora de limpiar recuerdos vergonzosos, no es cuestión de hacerlo con ira o emociones negativas, ya que se trata de un proceso que está ahí para liberarnos, para llegar a ser nosotros mismos, por lo que es esencial hacerlo con alegría y amor.

Sea como sea que consideremos la energía, los lugares, seres o cosas, el amor se encuentra siempre en el centro, entre el cielo y el padre, y entre la tierra y la madre. La madre es el ancla a la tierra y la capacidad de crear en la materia, en tanto que el cielo y el padre nos permiten una conexión elevada con la divinidad.

En los centros de energía del ser humano (chakras), el corazón se sitúa en el centro y permite el enlace entre la parte superior y la inferior. Sin la apertura del corazón, la energía no puede circular y el borrado de las memorias erróneas se produce con la energía del cambio, nunca con una energía de ira o resentimiento. No es casualidad, pues, que el método del ho'oponopono hable de amor al incluir entre las cuatro frases «te amo», pues es fundamental para limpiar las memorias erróneas que se dé esa conexión con lo divino.

En resumen. Primeros pasos:
- Una práctica tradicional
- Morrnah y el karma
  El karma
- Ser «pono»
  Vivir divinamente
  Ciencia y espiritualidad
- Antes de empezar. Relajación y meditación
  Los mantras
  Primeros pasos
- Cuatro elementos para construir la identidad.
  Los tres «yo»
  Mente superconsciente. Mente consciente. Mente subconsciente
  La inteligencia divina
  De la desunión interior al equilibrio armónico
- Cuatro necesidades esenciales
  Reconectar con tu niño interior
  Ejercicio de renacimiento
  La contribución del ho'oponopono
  Cuatro frases para la liberación
  Una responsabilidad: borrar la memoria
  Amor. Trabajando el componente indispensable

Principios básicos del ho'oponopono

> *«No hay problema, conflicto, reto, queja, síntoma, tic, espasmo*
> *o dolor, ni siquiera los que se atribuyen a causas externas,*
> *que no pueda ser espontáneamente resuelto, aliviado o superado*
> *viendo lo que todavía no te has permitido ver.*
> *Al fin y al cabo, por eso lo tienes.»*
> (MIKE DOOLEY)

Superar la dualidad

Aunque en apariencia estamos separados, «todos somos uno» porque desde el espíritu no existe dicha separación. De este modo, si algo externo se manifiesta en desorden está expresando una falta de armonía en nuestro interior, lo que significa que somos responsables de todo aquello que nos provoca sufrimiento. Es entonces cuando estamos preparados para practicar el ho'oponopono y dirigirnos a nuestra propia divinidad, a lo único que realmente poseemos: «Solo tienes lo que no puede morir en un naufragio», nos recuerdan los yoguis.

Escogemos la palabra que nos resulte más cómoda o apropiada: «alma», «ser», «dios», «presencia divina» o, simplemente, «amor» y le pedimos a este último que limpie nuestros errores de palabra, pensamiento o acción.

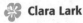

Ho'oponopono en tres pasos

■ **Interiorízate.** Retírate a un lugar tranquilo, con el tiempo necesario para practicarlo de forma relajada y sin distracciones.

■ **Abre el corazón.** Visualiza y siente el corazón lleno de amor. Para la sanación, este estado de apertura amorosa es de gran ayuda.

■ **Repite las palabras sanadoras.** Con los ojos cerrados y las manos sobre el corazón, irradiando todo el amor del que seas capaz, imagina en tu pantalla mental a la persona con la que desees practicar, diciéndole mentalmente las cuatro palabras sanadoras: «Lo siento, perdóname, te amo, gracias». Dilas sinceramente una y otra vez, mientras permaneces presente observando cómo evolucionan tus emociones y sentimientos; hasta que percibas en tu interior que algo ha cambiado. Hay quien repite: «divina presencia, pido perdón y me perdono ahora por la parte de mí que ha creado esta situación. Lo siento, perdóname, te amo, gracias». Cuando hayas integrado esta manera de practicar el método, podrás aplicarlo cada vez que sientas que las circunstancias son adversas o que tienes algún problema con una persona.

Algunas preguntas y respuestas

Es normal que antes de empezar aparezcan algunas dudas. Vale la pena recordar lo que decían al respecto los maestros Zen: «De pie o sentado, ¡pero no dudes!» O bien, la pregunta del discípulo a su maestro: «¿Podré lograr la iluminación? –Sí, podrás», «¿De verdad que podré lograrlo? –No, ¡no podrás!».

En Occidente encontramos una brillante observación del escritor Aldous Huxley en su novela *La isla*: «Señor, danos la fe y líbranos de la creencia».

¿Y si no puedo perdonar?

Mientras vamos repitiendo las palabras sanadoras podemos sentirnos embargados por todo tipo de emociones, tanto agradables como otras que no lo son tanto. Puede que nos demos cuenta de que todavía somos incapaces de perdonar a alguien, por ejemplo, a un jefe que nos ha despedido, a un amigo que nos ha estafado o a una expareja que nos ha abandonado. En este caso, conviene ser sinceros con nosotros mismos y aceptarlo; lo que importa realmente es saber si estamos dispuestos a intentarlo. Si la respuesta es sí, el siguiente paso será practicar el ho'oponopono a diario, con la firme intención de conseguirlo.

También existe un truco que resulta muy eficaz: cada vez que tengamos pensamientos o emociones desagradables relacionadas con el problema que queremos solucionar, nos repetiremos las cuatro palabras sanadoras o la primera que nos venga a la cabeza. De esta forma detendremos el estado neurótico-obsesivo en el que desemboca la mente cuando intenta resolver una situación de crisis o un conflicto emocional.

¿Funciona siempre?

En algunos casos, el perdón resulta un proceso que requiere su tiempo, pues una cosa es comprenderlo intelectualmente y otra distinta es sentirlo a nivel emocional. Cuando queremos perdonar pero no lo sentimos de verdad, debemos ser pacientes con nosotros mismos y aceptar sin miedo nuestros verdaderos sentimientos. Nunca ignoraremos o negaremos las emociones que nos embargan, sean de la naturaleza que sean, porque estaríamos retrasando la solución del conflicto.

¿Hemos de seguir las frases por orden?

No existe ninguna regla en relación al orden de las frases, por lo que puedes usar la secuencia con la que te sientas mejor o, incluso, la simple repetición de «te amo». El objetivo principal es aprender a relacionarnos con nuestra mente subconsciente (Unihipilli), responsable de guardar y repetir las memorias según su programación, y a la cual nos integramos cuando pedimos a la divinidad que elimine aquellas que se repiten y generan bloqueos energéticos que acaban convirtiéndose en enfermedades.

Si repites las frases a lo largo del día, mantendrás una actitud vibrante de bienestar y comprensión. Incluso, antes de salir de casa, puedes pedir a lo divino que te limpie de posibles problemas. Y, durante el día, si sientes malestar, unirte al sentimiento y pedir a la divinidad que disuelva las memorias que lo están generando. Una frase muy útil en este sentido sería: «Estoy agradecido por la oportunidad de liberar mis memorias y liberarme a mí mismo».

En situaciones en que nos sintamos desamparados, cuando las emociones están desequilibradas y los pensamientos fluyen sin orden, generando aún más aflicción, se puede practicar el rezo. Existen decenas de oraciones para responder a adversidades de todo tipo y que pueden encontrarse con facilidad en la Red.

¿Cómo se hace una limpieza?

Utilizaremos las cuatro frases clave del proceso del ho'oponopono: «Lo siento, perdóname, gracias, te quiero» (o «te amo»), que con la práctica pueden reducirse a un simple «Gracias, te quiero». Déjate guiar por tu intuición y emplea las palabras que más te convengan.

Dices «lo siento» por no haber sabido que tenías esa memoria dentro de ti. Continúas con «perdóname» para pedir ayuda a la divinidad y poder perdonarte a ti mismo por dejarte llevar por ella. Seguidamente das las «gracias» a la memoria por emerger desde el fondo y darte la oportunidad de liberarla, así como a la divinidad por ayudarte en el proceso. Y finalizas con «te quiero» porque solo el amor cura, dirigiéndote tanto a tus memorias como a ti mismo.

A medida que te perdonas y envías amor, vas borrando las memorias y eliminando tu sufrimiento, pero también el de los demás. Si te resulta complicado entenderlo, solo recuerda que «no hay nada que hacer ni comprender, tan solo hay que pedir».

¿Por qué el ho'oponopono es compatible con cualquier otra escuela o disciplina espiritual?

El ho'oponopono no describe cómo es el mundo ni es una moral que imponga normas de conducta. Explica qué podemos hacer para mejorarnos, con las técnicas y conductas más útiles y efectivas posibles.

¿Existe alguna explicación científica para el fenómeno del ho'oponopono?

El método científico es el dominante y se basa en la comprobación empírica de los fenómenos que son objeto de estudio. Sin embargo, a inicios del siglo pasado los investigadores comenzaron a hablar de «mecánica cuántica», una rama de la física que estudia el comportamiento de la luz y la materia a escala subatómica. Los hallazgos que se hicieron sobre el comportamiento de las partículas superaron todo lo conocido hasta entonces, que además había sido a un nivel superior, el atómico.

La mecánica cuántica ayuda a comprender, por ejemplo, que la energía se comporte a la vez como onda y como partícula. O, según otro de sus postulados, el principio de incertidumbre, que no podamos saber con precisión el valor de ciertos objetos observables, como es la posición de una partícula. De este modo, surge una nueva perspectiva: que la vida que conocemos se «condense» a partir de nosotros mismos. Por otra parte, ¿cómo sabe un perro que su dueño ha iniciado el camino de regreso a casa? O bien, ¿cómo predicen los animales los terremotos? Los estudios de resonancia morfogenética de Rupert Sheldrake ofrecen algunas respuestas a estas preguntas.

¿Podemos enseñar el ho'oponopono a los demás?

Por supuesto que podemos recomendar su práctica y efectos, sin embargo, el Dr. Len se sorprende de que con solo leer un libro o asistir a un curso, alguien se lance a enseñar el ho'oponopono. Aunque sea de buena fe y por el lógico entusiasmo de sus efectos, el ho'oponopono no se enseña solo a través de las palabras; hay que preparar, por ejemplo, la sala de una forma especial y «tener la bendición del Universo» (o permiso para transmitir) para que nos ayude en la limpieza, así como haber asistido a numerosos seminarios prácticos con un experto.

Estado cero

Detrás de cada situación, persona que conoces o cosa que te sucede, se esconde una memoria. El objetivo del ho'oponopono es liberarte de todo lo que pueda representar un obstáculo o ser fuente de dolor en tu vida.

La práctica debe conducirte a un estado «cero», es decir, un estado de vacío en el que la mente deje el control a tu parte divina, a fin de que puedas recibir su mensaje mediante lo que se conoce como «inspiración». Se trata de permanecer en ella el mayor tiempo posible para disfrutar de un estado de acogida.

El ho'oponopono debe convertirse en un reflejo de cada instante de tu vida, acogiendo todo lo que llegue, por insignificante que sea, con sentimiento de gratitud, perdón, humildad y amor.

No hay ninguna presión ni esfuerzo que ejercer y, cuando el reflejo se haya adquirido, las cuatro palabras vendrán a tu cabeza y saldrán por tu boca automáticamente. Pronunciarlas no es obligación ni condición *sine qua non*, por lo que como ya dijimos, emplea las palabras que más te convengan.

El control de los pensamientos

Nuestros pensamientos son poderosos, pero podemos controlarlos y, de este modo, actuar sobre nuestra realidad y destino. Una parte de nuestra tarea es mantener la energía positiva en todo momento, observando y transformando lo negativo desde su aparición.

Recuerda que la realidad física es una creación del pensamiento: lo que está en tu exterior no es sino una proyección de algo que procede de ti, ya sean creencias, pensamientos o memorias. Se trata de una idea que en Occidente relacionamos con una educación de tradición judeocristiana, donde se potencia el papel de la «víctima» y la responsabilidad del otro. Sin embargo, no eres una víctima, sino el creador de todo lo que te sucede, lo cual no es fácil de aceptar, pero resulta clave para practicar el ho'oponopono de forma eficaz.

Una de las propuestas de la meditación es: «Observa tus pensamientos y déjalos pasar», pero todos sabemos que no es tan fácil vaciar la mente de pensamientos; éstos revolotean una y otra vez por nuestras cabezas y nos impiden disfrutar del momento presente. Para conseguirlo, un truco cercano a la PNL (Programación Neurolingüística) consiste en observarnos a nosotros mismos como espectadores de nuestra propia película en un cine, «tomando el control» de la situación al impedir que determinados pensamientos entren en la pantalla.

Dado que un pensamiento erróneo creará una realidad errónea, un pensamiento acertado creará una realidad armoniosa y pacífica. Y, con ello, volvemos a la idea de que todo está en nuestro interior y nada en el exterior.

Como en la física cuántica

La idea de que somos los creadores de nuestra realidad física es difícil de aceptar. Hasta ahora hemos vivido creyendo que los responsables son los demás y que los acontecimientos provienen del exterior, lo cual se invierte con el ho'oponopono.

«Desde el momento en que algo te aparece delante –dice el doctor Len–, puedes preguntarte qué estás experimentando dentro de ti». Después se trata de responsabilizarte por completo de lo que sientes y lo que estás creando. Una vez que has aceptado la situación creada, puedes empezar el proceso de limpieza de las memorias causadas por tus aflicciones.

¿Quién soy yo?

> «*No somos la suma de nuestras memorias, ni somos nuestras memorias.*
> *Somos más que eso.*»
> (Morrnah Nalamaku Simeona).

Todo lo que te sucede en la vida ha sido creado por tus memorias. Y más aún, estás guiado por ellas, pues te hacen creer que eres diferente a los demás con una falsa ilusión de dualidad y separación. Por eso es útil que recuerdes que tú no eres tu memoria y que debes plantearte una pregunta fundamental: «¿Qué soy yo realmente?», a la que tanto énfasis pusieron Morrnah y el doctor Len.

Tus memorias pueden impedirte ser tú mismo, pero liberándote de esos escombros «heredados», retirando pacientemente una capa tras otra como si se tratara de una cebolla, podrás descubrir quién eres realmente. Todo aquello del exterior que te desestabiliza y te hace sufrir es una memoria, pero el sufrimiento que ves en los demás también es una memoria que se reactiva en ti. El origen de todo lo que te sucede y afecta lo es, y el ho'oponopono te permite limpiar todas ellas.

El egrégor

Con este nombre nos referimos al «espíritu en común» o alma colectiva, en el sentido de las sinergias que constituyen y dan sentido a un grupo: idea, objetivos, deseos, pensamientos... La palabra procede del griego y significa «velar» o «estar despierto, consciente». En el pasado se utilizaba en círculos esotéricos y ocultistas, y en las últimas décadas aparece cada vez con más frecuencia, sobre todo en el universo de lo espiritual.

«Mente colectiva» se entiende aquí como entidad energética capaz de influir en un grupo determinado. Se trata de una idea similar a la de «conciencia colectiva», «inconsciente colectivo» o «campos morfogenéticos». Se considera que la naturaleza astral del egrégor puede ser dirigida por la mente y alimentada principalmente por la energía emocional. Al final de este capítulo encontrarás más información sobre la resonancia de las formas.

Dejar «al ralentí» el motor de la mente. El momento presente

Para algunas personas, los deportes y las actividades recreativas ofrecen una válvula de escape para el estrés que no pueden aliviar en casa o en el trabajo, pero que no dejan de ser inversiones en ocio que, a menudo, no reducen las tensiones y sí perpetúan la idea de que vivir es una batalla continua en un mundo hostil.

Por eso lo ideal es que nuestra mente descanse varias veces al día, de manera que no estemos siempre enredados en arrepentimientos del ayer o preocupaciones del mañana. Al concentrarnos en el momento presente, sin sentirnos obligados a enjuiciar la propia vida, tomamos sus riendas con todo el protagonismo.

Antes de dejarte ir

En primer término, debes identificar tus resistencias y dudas. Es normal que nuestros miedos reaparezcan una y otra vez, pero para afrontarlos hay que reconocerlos, mantener nuestras metas en mente y trabajarnos por dentro con energía positiva; de este modo se desarrollará una fuerza que nos permitirá acceder a nuestra esencia.

Es complicado aceptar que somos responsables de todo el planeta, pero sí podemos ejercer esa responsabilidad «dejando ir» cualquier situación difícil. Una buena manera de empezar consiste en hacer una lista de aquello que nos impide reconocerla, ya sea ante situaciones o personas de nuestro entorno.

Este proceso es aplicable a cualquier cosa, pues antes de «dejar ir» el conflicto debe reconocerse a través de los siguientes pasos:

- Conciencia de su existencia.
- Aceptación de resistencia o rechazo.
- Aceptación de dejarlo ir.

Naturalmente, según sea la situación nos será más o menos difícil reconocer que tenemos la responsabilidad de los acontecimientos de nuestras vidas. Una madre que pierde a su hijo, ¿es responsable de ello? Independientemente del dolor de una situación así, todos tenemos un camino, y en este caso la madre y el hijo están vinculados con opciones inconscientes que hicieron en sus vidas.

En cierto modo, no somos directamente responsables desde el punto de vista humano, pero sí lo somos de nuestras elecciones y las limitaciones kármicas hechas antes de venir a vivirlas. El ho'oponopono es muy eficaz en este tipo de situaciones y, ante cualquier cambio importante, ya sea un fallecimiento, una separación o divorcio, el matrimonio, los hijos, la depresión, la enfermedad, etc., nos permite dejar de lado el análisis y confiarnos a nuestra parte divina, la que va a hacer todo el trabajo a través de la repetición de las cuatro frases. Aquí tienes una meditación para dejarte ir más fácilmente y vivir un momento de paz.

Meditación

- Acuéstate en el suelo.
- Escucha el ritmo de tu respiración.
- Siente tu cuerpo cada vez más pesado, como si se tratara de uno solo con el suelo.
- Presta atención al más mínimo ruido, susurro, zumbido o a cualquier sonido a tu alrededor.
- Pon atención a tu cuerpo y la energía que fluye por él, sin hacer otra cosa que escuchar tu respiración, cada vez más relajada, tranquila y completa.
- Mantén el contacto con esa calma interior; podrá ayudarte en momentos de gran tensión, cuando no sepas qué camino tomar.

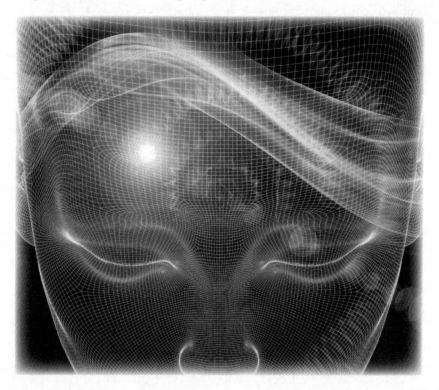

La meditación es la respuesta

> *«La mente sirve para plantear preguntas. Solo preguntas.*
> *Nunca responde. Nunca puede responder.*
> *Esto la supera. No está hecha para ello.*
> *No es ésta su función. Pero intenta responder.*
> *Y el resultado es el lío que llamamos "filosofía".*
> *La meditación nunca pregunta. Pero responde.*
> *Es la respuesta».*
>
> (OSHO)

Dogen tenía un discípulo llamado Soshin. Soshin esperó largo tiempo junto a su maestro para que le enseñara el arte de la meditación. Esperaba lecciones, como las que un niño recibe en la escuela, pero no llegaban. Era algo que le extrañaba y desilusionaba.

Un día le dijo a su maestro: «Hace ya mucho que llegué aquí y todavía no se me ha dicho ni una palabra acerca de la esencia de la meditación». Dogen rió de buena gana y dijo: «¿Qué estás diciendo, amigo mío? Desde que llegaste no he estado haciendo otra cosa que darte lecciones sobre esto».

Al oír estas palabras, el pobre discípulo quedó todavía más desconcertado, y durante un tiempo no supo qué decir. Hasta que, por fin, otro día se armó de valor y preguntó de nuevo: «¿Qué clase de lecciones pueden haber sido, señor?». Dogen dijo: «Cuando me traes una taza de té por la mañana, lo bebo; cuando me sirves la comida, la acepto; cuando te inclinas ante mí, te contesto con un movimiento de la cabeza. ¿De qué otro modo esperas que te enseñe a meditar?». Soshin inclinó su cabeza y empezó a pensar en las misteriosas palabras del maestro. Pero al verlo, el maestro continuó: «Si quieres ver, ve ya. Porque si empiezas a pensar, no hay nada que hacer».

Nuestros pensamientos crean nuestra realidad

La unidad y el equilibrio entre cuerpo, mente y emociones, la responsabilidad personal de lo que sucede en nuestras vidas... Todo ello basta para justificar el método del ho'oponopono, pero, ¿y los pensamientos? ¿Qué papel tienen y cómo actúan en este proceso de limpieza? Estamos ante una hoja en blanco y queremos dibujar algo, pero a menudo nos sale un dibujo ¡completamente diferente...!

Vale la pena considerar el pensamiento como una gran expresión de energía que se propaga hacia nosotros, quienes nos rodean y todo el Universo. O como unas ondas que circulan a nuestro alrededor y envían mensajes continuamente, dando forma a una realidad que finalmente aceptamos.

La unidad y el equilibrio interior que mencionábamos antes resultan imprescindibles para escapar de estas nubes que, tomando el control, desdibujan nuestras señas de identidad. Imaginemos que dichas nubes están equipadas con unos imanes gigantescos que las nutren de nuestros pensamientos una y otra vez. No nos sorprenderá entonces que la Tierra esté empapada de tanta violencia, ira, duda o miedo...

La ayuda

La simplicidad del ho'oponopono resulta de gran ayuda, pues no hay que buscar la procedencia de las memorias ni los episodios dolorosos de origen. Aunque parece complicado para la mente porque ésta quiere controlarlo todo, su papel es importante en el proceso. La mente tiene libre albedrío, es decir, puede decidir abandonar el control y confiar en la divinidad interior, pidiendo al yo superior que nos libere de las memorias.

Por eso, cuando se entra en la energía ho'oponopono, hay que desarrollar una gran confianza en uno mismo, una fe total en el alma, para que la mente consiga abandonar el control y dejar sitio a la intuición del corazón. Puede decirse que la mente es parecida a un superordenador, pero que sin programas ni datos no sirve para nada. Las memorias del pasado funcionan a modo de datos y la mente se basa en ellas antes de tomar cualquier decisión, por lo que organizamos nuestra vida bajo esquemas dictados por el pasado. Si dejamos de utilizar recetas desfasadas, podremos vivir el momento presente y estar listos para acoger una nueva realidad liberada del control del ego y guiada por el alma.

Abandona tus expectativas

La finalidad del ho'oponopono es conectarnos con la divinidad a través del alma, lo que implica abandonar toda expectativa, pues de lo contrario dejaríamos intervenir a la mente de nuevo. Y si la mente recupera el control, el alma se retira y se bloquea el proceso.

Abandonar las expectativas nos resulta difícil porque, cuando nos marcamos un objetivo, solemos hacer un primer análisis de datos y después pasamos a la acción. Por tanto, nos mantenemos en el marco de «lo razonable», que depende totalmente del intelecto, la mente y el ego. Por otra parte, la elección del objetivo ya ha sido fruto de la reflexión mental.

Para escoger un objetivo la mente echa mano de su banco de datos, como haría un ordenador con los datos de su disco duro. Por tanto, la elección de un objetivo es producto de las memorias y de ahí que la mente se equivoque tan a menudo.

El estado de «vacío» y el momento presente

La mente solo existe en el pasado o en el futuro, y pierde su poder sobre el momento presente porque aquí no puede actuar. Por eso la eficacia del ho'oponopono radica en practicarlo en el aquí y ahora, desconectado de la mente, con un desapego total que nos permitirá alcanzar un estado de «vacío» o estado «cero» del que hablaba el doctor Len. Se trata de un estado donde puede aparecer la inspiración, la cual proviene del alma, de la divinidad que albergamos en nuestro interior y que sabe exactamente qué es bueno para nosotros.

Tomar conciencia de tu propia emisión de energía

Los pensamientos destructivos provienen de nosotros mismos. Si los pensamientos están equivocados, crean una falsa realidad, mientras que si a cada momento aparecen pensamientos de amor, paz o gratitud, nuestra realidad también se impregnará de estos sentimientos.

Dado que controlar cada pensamiento que aparece es sumamente difícil, una buena manera de percatarse de su energía positiva o negativa es tomar conciencia de los sentimientos que nos generan: si nos sentimos bien, los pensamientos de origen son positivos y podemos permitirlos, en tanto que si nos sentimos mal es porque estamos teniendo pensamientos negativos y debemos dejarlos ir.

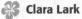

Anular un pensamiento negativo

Las ancianas hawaianas entienden el poder de la transmutación cuando piensan o pronuncian una palabra negativa; se excusan y la corrigen inmediatamente. Como los hawaianos, podemos seguir una sencilla técnica para transmutar un pensamiento o una palabra negativa: repetir tres veces «cancelo», con lo que enviamos al Universo el mensaje de que anule nuestro mensaje anterior.

En marcha. Una nueva mirada a la realidad

¿Demasiado complicado? Recuerda que tienes dos opciones: dejar que tus automatismos habituales lo decidan todo, o recuperar el control para crear otra realidad.

Prueba cada mañana a vivir el día con un mirada nueva. Se trata de «hacer atención» en el presente, dejándote de juicios. En el ahora todo es nuevo, sin memoria, ¡sin karma! Y aunque es cierto que puedes cometer errores, debes aceptar que no existe la perfección fuera de la propia vida. Si aplicas esta forma de pensar tan a menudo como te sea posible, con el tiempo se convertirá en un automatismo.

Identifica tus bloqueos

Por la mañana, y a lo largo del día, escribe en un cuaderno o tarjeta todo lo que te venga a la mente sobre ti mismo, los demás o cualquier situación que puedas encontrarte. He aquí algunos ejemplos:

- «No voy a hacerlo».
- «No va a funcionar».
- «Yo ya no creo».
- «Ah, el día empieza mal».
- «Vaya con los atascos de tráfico, ¡voy a llegar tarde!».
- «¿Por qué me pasa esto a mí?».
- «Estoy muy decepcionado/a por...».
- « Esta mañana tengo la mente sucia ».
- «¡Qué idiota!».
- «Él/ella no me entiende».

Pueden ser pensamientos o frases bloqueantes, pero ¿quién no las conoce? Y los medios de comunicación tampoco ayudan precisamente a crear un clima favorable, porque vivimos en una sociedad donde domina el miedo, la violencia y la angustia, que nos influyen inevitablemente. Cuando aparezca un pensamiento negativo, reacciona de manera diferente y desarrolla los reflejos para desviarlos y transmutarlos.

Técnicas sencillas para desviar los pensamientos negativos

El primer paso es observar los propios pensamientos y, a continuación, empezar a controlarlos. Una forma de hacerlo es desviando los pensamientos negativos; para ello, aplica una o más de las siguientes técnicas tan a menudo como puedas durante, al menos, tres semanas:

Borrar un pensamiento negativo

Tan pronto como un pensamiento negativo aparezca o pronuncies una palabra negativa, repite tres veces «cancelo» mientras te centras en dicha palabra o pensamiento (ver capítulo 6).

El haz de energía

Visualiza un poderoso haz de energía de color violeta con la capacidad de transmutar lo negativo y pide su activación del siguiente modo: «Solicito la activación del rayo violeta aquí y ahora, sobre mí y sobre mis pensamientos y emociones. Y pido que toda negatividad se transmute en energía de amor y paz, aunque yo no sepa el modo. Gracias, gracias, gracias». Deja que actúe durante varios minutos, concentrándote en tus sentimientos.

La lista de la compra

Se trata de enviar al Universo una lista de lo que quieres de todo corazón. Puedes utilizar esta fórmula: «Universo infinito, cubre [...] con tu cúpula de color rojizo (para una situación concreta financiera, o una casa) / de tu cúpula blanca (para una persona, por ejemplo, tú mismo), te pido [describir con precisión lo que quiere], aunque no sepa cómo lo harás. Elimina lo negativo, visible o invisible, que se hará de forma inmediata y perfecta, de acuerdo con el plan divino. Gracias».

Lee cada intención tres veces al día, durante veintiún días seguidos.

La gratitud

Escribe a diario en una lista, durante veintiún días, al menos una decena de puntos cuya realización agradeces al Universo. Pueden ser cosas muy sencillas, aparentemente evidentes, como disponer de luz, un techo o buena salud. En efecto, muy a menudo no vemos otra cosa que lo negativo, sin apreciar las cosas positivas que nos rodean. Nuestro corazón hambriento quiere más y más, convirtiéndonos a menudo en unos insatisfechos crónicos. Para que ello cambie, empieza por reprogramar tu «capital positivo».

Transformar el punto de vista

Hazte una serie de buenas preguntas cuando suceda algo desagradable o alguien altere negativamente tu camino. En lo más profundo tú eres el único responsable de atraer una u otra forma de energía. La parte de la situación que más te molesta es la parte grabada en tu memoria, en contra de tu voluntad, y que hay que «limpiar». El desorden corresponde al pensamiento y a esa memoria interior que conviene liberar. Hazte las siguientes preguntas:

- «¿Por qué estoy tan contrariado?».
- «¿Qué es lo que me disgusta realmente?».
- «¿Por qué eso me hace montar en cólera?».
- «¿Qué es lo que me molesta tanto?».

Salir del círculo vicioso de las memorias erróneas

La cosa más pequeña, ya sea un olor, tono de voz, ruido o melodía, puede despertar en nosotros los truenos de la negatividad, la cólera o la decepción, y ello porque despierta la memoria de un suceso, emoción o dolor que no ha sido superado. Estos indicadores no pueden rechazarse, en tanto se vinculan a memorias dolorosas que podrían activar perpetuamente una falsa realidad que no se corresponde a nuestro ser.

Aunque este sistema es poco aconsejable, lo mantenemos porque nuestro ego nos desvía de nuestro ser, entrando en un bucle en el que cada vez nos resulta más que difícil reconocer nuestra responsabilidad. Bien al contrario, queremos «formalizar» la situación buscando la aprobación de los demás, como un hámster que da vueltas al cilindro, buscando aceptación sin descanso.

Este círculo vicioso no nos lleva a ninguna parte; por el contrario, nos aleja cada vez más de nosotros mismos y de la posibilidad de convertirnos en un ser liberado de cargas. La convicción de que una realidad satisfactoria y positiva solo llegará del exterior es uno de los mayores errores que podemos encontrar en el camino.

«No corras, ve despacio, que a donde tienes que ir es solo a ti mismo.»
(JUAN DE LA CRUZ).

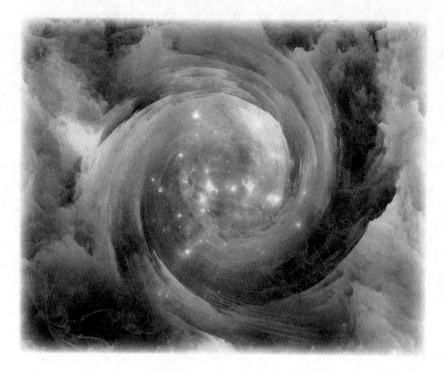

Trabajando a partir de uno mismo

¿Quién no conoce a personas que quieren cambiar el mundo pero son incapaces de cambiarse a sí mismas? Ante todo debemos poder cambiarnos a nosotros mismos porque eso cambiará el panorama más allá de nuestra piel.

Como hemos visto, cada uno de nosotros vive como un pequeño punto dentro de una gigantesca matriz de energía que está conectada con otras, y donde cualquier cambio que hagamos redundará en el resto de puntos.

El ho'oponopono se corresponde exactamente a este sistema, y ello explica que se produzcan «milagros» y cambios asombrosos que, por otro lado, son pura lógica: ya que nuestra realidad es resultado de nuestros pensamientos, programaciones y creencias, el cambio transformador que buscamos se produce cuando intervenimos sobre dichos pensamientos, programaciones y creencias.

El espejo

Imagina que tienes delante de ti un gran espejo que es tu realidad.

■ **Etapa 1.** En primer lugar, deja de mirarte en el espejo para no seguir influenciado por tus pensamientos erróneos y poder tomar los mandos de tu vida sin automatismos. Es necesario que rompas con esta realidad porque conlleva todo aquello que deseas eliminar.

■ **Etapa 2.** Decide transformar realmente tu vida, haciéndote su único responsable en situaciones que te resulten vitales. Comprométete a disolver todo mal pensamiento, memoria o creencia.

■ **Etapa 3.** La duda puede acecharte si lo que has pedido no recibe una respuesta inmediata o, incluso peor, reaparecer situaciones o personas inconvenientes. Sin embargo, no te desalientes. En el inmenso tablero del Universo, algunos sucesos tardan en producirse porque necesitan más tiempo para concretarse.

Trabajar la paciencia

Aunque la imagen deformada de uno mismo en el espejo ya se ha disuelto, se necesita tiempo para que se dibuje otra nueva. La confianza y la paciencia son necesarias para conservar la fe en uno mismo, así como para aceptar lo que está por venir.

El ho'oponopono permite eliminar las dudas y conservar la fe en un contexto de energía positiva. Ahora bien, ¿qué entendemos por «paciencia»? ¿Existe un «no hay mal que por bien no venga»? Veamos una historia a modo de ejemplo.

El campesino y su caballo

Un campesino se divierte con un magnífico caballo que acaba de comprar. Es un ejemplar bello e impetuoso, y aunque todo el pueblo lo admira, también pregunta al campesino: «¿Era realmente necesario que compraras este caballo?». Un día, el hijo del campesino lo monta, se cae y se rompe una pierna. Entonces, todos le dicen al campesino: «Ya ves, comprar este caballo no fue una buena idea».

Poco después, se declara la guerra y todos los jóvenes del pueblo han de partir al frente. Felizmente para el campesino, su hijo sigue con la pierna escayolada y no puede ser movilizado, con lo que evita perecer en la guerra como el resto de jóvenes. Entonces, comprar el caballo, ¿fue bueno o malo?

En todo momento, pero más aún cuando ya hemos hecho nuestro «pedido» al Universo, debemos nutrirnos de pensamientos positivos, de amor y gratitud. ¿Por qué no tener confianza en nuestro destino si los maestros somos nosotros mismos? «Ante todo, mucha calma»: la paciencia es una buena virtud y el método del ho'oponopono puede ayudarte a disfrutarla con gran facilidad, mientras te tomas la libertad de limpiar tus memorias negativas y atraer una nueva y mejor realidad.

En resumen. Principios básicos del ho'oponopono:

- Superar la dualidad
- Ho'oponopono en tres pasos
  Interiorizarte. Abrir el corazón. Repetir las palabras sanadoras.
- Algunas preguntas y respuestas
  ¿Y si no puedo perdonar? ¿Funciona siempre? ¿Hemos de seguir las frases por orden? ¿Cómo se hace una limpieza? ¿Por qué el ho'oponopono es compatible con cualquier otra escuela o disciplina espiritual? ¿Existe alguna explicación científica para el fenómeno ho'oponopono? ¿Podemos enseñar el ho'oponoppono a los demás?
- Estado cero
- El control de los pensamientos
- Como en la física cuántica
- ¿Quién soy yo?
  El egrégor. Dejar «al ralentí» el motor de la mente.
  El momento presente.
- Antes de dejarte ir
  Meditación. Nuestros pensamientos crean nuestra realidad.
  La ayuda. Abandona tus expectativas. El estado de «vacío»
  y el momento presente.
- Tomar conciencia de tu propia emisión de energía
  Anular un pensamiento negativo.
- En marcha. Una nueva mirada a la realidad
  Identifica tus bloqueos.
- Técnicas sencillas para desviar los pensamientos negativos
  Cancelar un pensamiento negativo. El haz de energía.
  La lista de la compra. La gratitud.
  Transformar el punto de vista.
- Salir del círculo vicioso de las memorias erróneas
- Trabajando a partir de uno mismo
  El espejo. Trabajar la paciencia.
  El campesino y su caballo.

Segunda parte
Ho'oponopono en acción

Un mundo de energías

> *«Aquello que no ha surgido, no existe;*
> *entonces, ¿qué es lo que puede desear surgir?»*
> 'BODICHARYAVATARA' (SHANTIDEVA, SIGLO VIII)

> *«La lógica os conducirá de un punto A a un punto B.*
> *La imaginación y la audacia os conducirán a donde queráis.»*
> ALBERT EINSTEIN

Crecimiento o desarrollo

Hemos visto un poco el origen del método ho'oponopono y sus principios generales; ahora explicaremos su funcionamiento. En un mundo de energías que lo rigen todo, es hora de modificar nuestra visión del mundo para avanzar y crecer. Pero «crecer» supone cantidad, medida, ¿y se trata realmente de eso? Una persona analfabeta, por ejemplo, puede vivir en un estado de iluminación, así que quizá lo que llamamos «Iluminación» no consista en evolucionar, sino en «despertar» de verdad. Los sabios de la Antigüedad hablaban de los «velos de Isis» que ocultan nuestra realidad más última, así que «crecer» consistirá más bien en borrar la memoria inútil, desarrollarnos y encaminar nuestros pasos hacia la caída de estos velos.

En el ho'oponopono, además, hay que dejar de lado muchas rutinas de funcionamiento y adoptar otras nuevas más eficientes. Vamos a descifrar las leyes invisibles que nos permitirán su práctica con éxito, recordando siempre que somos responsables de todo y que debemos buscar la manera de actuar sobre nuestras memorias.

Comprender nuestro sistema de vida

Un hilo cada vez más delgado

¿Cómo podemos cambiar algo en un sistema que desconocemos? Pues aprendiendo a abrirnos a aquello que está a nuestro alrededor, aun cuando todas las informaciones vayan en sentido contrario a lo que hasta ahora dábamos por sentado. El hilo que une ciencia y espiritualidad se vuelve más fino día tras día, así que es tiempo de adentrarnos en lo desconocido. De hecho, puesto que vivimos en el planeta Tierra, es un deber tratar de comprender cómo funciona y enfocarnos en el sentido de todo el Universo.

Una realidad no solo material

Son muchos los que todavía piensan que solo existe una realidad concreta, hecha de materia; que solo creen en las cosas que pueden captar con los cinco sentidos. Creen, por tanto, que solo su intervención sobre la materia, las situaciones o las personas les permitirá cambiar cualquier otra cosa en sus vidas. Ahora bien, podemos preguntarnos sobre las consecuencias de este punto de vista materialista.

Hemos mencionado ya que tenemos varios cuerpos: físico, mental y emocional, lo que encaja con el funcionamiento del ho'oponopono, en tanto la técnica hace un llamamiento a nuestro cuerpo espiritual y a la divinidad que hay en nosotros. Es esta parte divina la que limpia nuestros pensamientos y programaciones erróneos.

Y aunque no queremos sembrar el desconcierto entre algunos lectores, es tiempo de abrirnos a nuevos horizontes reconociendo, tal como hicieron grandes científicos con la física cuántica, que existe otra realidad o, mejor dicho, que existen muchas capas (¿velos de Isis?) de realidad. Y, en el caso que nos ocupa, que nuestra realidad no afecta solo a lo concreto, sino más bien al nivel energético.

Cuestión de energías

Las tres dimensiones, tal como las conocemos en la vida cotidiana, nos aparecen con una frecuencia vibratoria baja, pero existen otras dimensiones paralelas con niveles vibratorios diferentes y a las que también podemos acceder. Podríamos compararlo con una antena de radio con frecuencias distintas: si no sintonizamos con la «buena frecuencia», no podremos recibir la información.

Por otro lado, ¿es posible obtener éxito si queremos modificar un acontecimiento o influir sobre una persona con la simple fuerza de nuestra voluntad? Por supuesto que no: sobre el plano material no puede hacerse ningún cambio por la fuerza o la voluntad. Todo tiene su origen a un nivel energético y nosotros simplemente nos movemos dentro de inmensas matrices enlazadas entre sí, por tanto, no pueden obtenerse resultados si no se actúa sobre la fuente, a nivel energético. Aunque no es fácil aceptar este funcionamiento, hacerlo nos permitirá encontrar mejores opciones para actuar.

Aura y cuerpo astral

En 1939, el técnico ruso Semyon Kirlian descubrió por accidente la existencia del cuerpo energético. Al colocar un objeto sobre una placa fotográfica sometida a un fuerte campo eléctrico, obtuvo la imagen de una especie de halo colorado que se supone que es la manifestación física del aura o «fuerza vital» que rodea a todo ser vivo.

Con todo, más interesantes resultan aún las expresiones artísticas de algunas culturas tradicionales, como los huichol o los aborígenes australianos. En sus alegres pinturas, relacionadas con la ingestión de sustancias enteógenas o con una intensa actividad sobre los sueños y la ensoñación, se alude al cuerpo astral una y otra vez. Determinados procesos alucinatorios afectan al aura, que por otra parte puede percibirse en dichos estados visionarios de percepción alterada.

Chakras

Entre las numerosas aproximaciones a estos centros de energía encontramos los «chakras», una palabra sánscrita que significa rodar o disco y que suele emplearse para referirse a los «centros espirituales» o «centros de energía», los cuales la tradición hindú de los grandes yoguis situaba en el cuerpo humano.

El estudio de los chakras muestra que la causa de nuestro malestar puede ser no solo física, sino también energética. Aunque estamos «encerrados» en un cuerpo físico, somos *algo más* que un envoltorio de carne y huesos que simplemente utiliza sus cinco sentidos.

La ley de la atracción

El ho'oponopono se apoya en la ley de atracción como fuente de todas las cosas. Como ya mencionamos, en física cuántica se ha descubierto que las partículas subatómicas desafían las leyes de nuestro mundo. Así, por ejemplo, varían su comportamiento cuando son observadas, hasta el punto de que algunos científicos ya estudian si el estado de ánimo las afecta. Por tanto, vemos que cosas que parecían inmutables pueden variar con arreglo a ciertas vibraciones internas.

Los físicos especializados en mecánica cuántica han descubierto igualmente que todo lo que forma parte del Universo es energía, por lo que todos nosotros somos pura energía vibrante. La ley de la atracción nos dice que lo que vamos fijando en nuestros pensamientos acabamos atrayéndolo a nuestra vida, y que nuestra frecuencia vibracional, es decir, las vibraciones que generamos, atraen frecuencias de la misma naturaleza.

Una de las bases del método no es otra que atraer la atención hacia lo que nos corresponde, bien a través de nuestra liberación personal o con la eliminación de memorias erróneas. Gracias a la ley de atracción vemos que todo está regido por la energía, porque todo está conectado y, tanto si lo queremos como si no, atraemos lo que somos en el momento presente.

Las experiencias de Masaru Emoto con el agua

¿Cómo es posible que un método basado solo en las palabras pueda ser eficaz? Hablamos de que todo es energía y de la existencia de distintas frecuencias vibratorias, por lo que en principio una «simple» palabra también puede emitir una vibración, ya sea positiva o negativa. Veamos la posibilidad de esta transferencia de energía a través de los experimentos realizados por el japonés Masaru Emoto (Yokohama, 1943 - Tokio, 2014), en relación al impacto de las emociones sobre el agua.

Los hallazgos de Emoto se basan en el poder de los pensamientos (palabras, sonidos, voces, oraciones…), que él observó que influían en la forma de los cristales de hielo. Al tener noticia de ello, los científicos convencionales pusieron el grito en el cielo, ya que era algo que escapaba a la lógica habitual, y Emoto fue duramente criticado.

Cristales de agua

Los experimentos de Emoto consisten en colocar agua en varios recipientes y exponerla a diferentes palabras, dibujos o música. A continuación se congela y se examina la apariencia de los cristales resultantes mediante fotografías microscópicas. En las imágenes obtenidas aparecen formas geométricas de gran belleza en los cristales de hielo extraídos de agua influida por pensamientos y palabras positivos, frente a la fealdad de los cristales del agua influida por negatividad.

Según Emoto, «El pensamiento humano, las palabras, la música y las etiquetas en los envases influyen sobre el agua y ésta cambia. Y si el agua lo hace, nosotros que somos agua en más del 70%, deberíamos comportarnos igual».

Memoria del agua

Es lógico que Emoto nos proponga aplicar su teoría a nuestra vida diaria para mejorarla, ya que había descubierto casi por casualidad que en el agua existe una memoria que reacciona a las palabras y a la conciencia de las personas. Emoto incluso llegó a tratar a personas con un agua que programaba llamada «hado» y, posteriormente, haría sus pruebas con el arroz y otras materias orgánicas aparentemente inanimadas, para comprobar que se comportan de forma similar al agua.

En las plantas

Cualquiera de nosotros puede vivir de forma sencilla una experiencia similar con las plantas de casa. Repetir nuestro pensamiento a la planta y comprobar su reacción. Resulta interesante, a modo de referencia, el impresionante ejemplo de los Jardines de Findhorn, en Escocia, en donde tres personas crearon un jardín en una playa azotada por el viento y las inclemencias del clima, invocando las fuerzas (devas) de la Naturaleza.

Por otra parte, si nos acompaña un maestro tradicional de yoga comprobaremos que, antes de beber agua, nos pedirá dos vasos y que la pasará de uno a otro para «despertarla» o «pranizarla».

Dinamizar el agua

Pero volvamos a Emoto. «Dinamizaremos» el agua de una botella pegándole una etiqueta en la que habremos escrito lo que deseamos obtener en la vida. Nos concentraremos en la botella y repetiremos en voz alta el texto de la etiqueta tres veces al día (mañana, tarde y noche), al menos durante tres días. Al cabo de este tiempo, beberemos el contenido de la botella y empezaremos de nuevo.

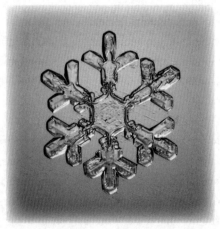

Cambiar nuestra visión del mundo

Como vemos se nos pide, nada más y nada menos, que dejemos de lado ciertas creencias que tenemos muy enraizadas; que salgamos de este mundo convencional para imaginar nuevas posibilidades... ¡Porque existen!

Una nueva configuración

En la tradición hawaiana se considera que cada uno de nosotros es protagonista de su propia vida y que puede dirigirla con un poder interior que cuesta reconocer y aceptar. Se trata de pasar de una vida en piloto automático a otra en que tomamos las riendas a todos los niveles.

Solo con una nueva configuración o visión del mundo, podrás actuar a partir de ti mismo y decidir cómo quieres que sea tu realidad; de ahí que sea el primer paso y más importante que debas realizar.

Desprendernos de falsas realidades

Retomemos el tema del espejo que refleja la realidad que aceptamos vivir; un reflejo borroso y sesgado porque está repleto de falsas creencias de las que es difícil desprenderse. Se trata de programaciones que suelen transmitirse de una generación a otra y que, mientras no las soltemos, formarán parte de nuestro inconsciente.

Cada uno de nosotros tiene el poder de transformar su interior y su realidad. Los científicos nos recuerdan que la materia no es otra cosa que una forma más densa de energía, con una frecuencia vibratoria más baja. Frecuencias más altas se relacionan con lo positivo, como son los sentimientos de amor, gratitud y alegría, en tanto que las frecuencias bajas se vinculan a lo negativo, por ejemplo, el miedo, la ira o la depresión. Todo posee su frecuencia vibratoria, pero los seres humanos somos capaces de elevar la propia a voluntad y, así, atraer circunstancias y personas de frecuencias más altas y positivas.

En Hawái, China, Japón y otros países orientales la energía es reconocida como un elemento constitutivo del cuerpo humano, por lo que el mismo tratamiento de las enfermedades es completamente distinto al occidental (por ejemplo, la acupuntura, la medicina tradicional china o el reiki).

Encuentra tu propio poder

La única manera de convertirnos en protagonistas de nuestra propia vida, en medio de toda esta danza de energías, es tomando distancia del espejo, decidir con total libertad qué queremos y, de este modo, enviar señales claras al Universo (ver ejercicio en pág. 62).

Frente al vacío interior, formado por todo aquello que nos negamos a aceptar, encontramos el exterior, que se aferra a lo que conocemos y que está dentro del espejo, incapaz de salir hasta que empleamos el ho'oponopono.

Cuando nuestro ser finalmente despierta y se libera decide tomar las riendas, pero necesita ser paciente: para que una nueva imagen aparezca en el espejo, la anterior debe haber desaparecido totalmente. Como si de un gran puzzle se tratara, es necesario ir colocando las piezas poco a poco, en un largo camino personal. Trabajar con las cuatro frases del ho'oponopono a modo de mantra es una buena ayuda a lo largo de este camino, pues nos da la fuerza necesaria para continuar, aun cuando se nos presenten situaciones negativas o el objeto de nuestros deseos tarde en manifestarse.

Abrir las puertas de la percepción

Tal como escribió el artista visionario William Blake: «Si las puertas de la percepción se abrieran, veríamos todo tal como es: infinito». Podemos empezar abriendo las puertas a nuestros resentimientos para dejarlos marchar y dejando caer nuestras ideas preconcebidas, permitiendo así la apertura de nuestros sentidos (estados de realidad superior que en la tradición tibetana reciben el nombre de «Clara Luz»).

El entrenamiento que podemos seguir es sencillo, solo requiere un poco de fuerza de voluntad: concentración, relajación y meditación. En el yoga se habla de cinco puntos esenciales para la práctica: respiración adecuada, ejercicio adecuado, alimentación adecuada, relajación adecuada y meditación.

Vale la pena insistir en que evolucionamos en un Universo de energías, en el que todo está interconectado, por lo que si nos bloqueamos es a causa de ciertas ataduras que nos impiden fluir. El ho'oponopono nos orienta como una burbuja flotante que circula con una flexibilidad extraordinaria, que nada puede detener y que forma parte del Todo. Para tener éxito conviene permanecer despreocupados de toda materia, persona o situación, pues de esta manera no podrá aparecer ningún bloqueo y, cuando nos llegue una idea o intuición, éstas serán enviadas como una onda a todo el Universo. Es entonces cuando la magia se pone en marcha y puede crearse una nueva realidad desvinculada del ego y la materia.

Para sentir todos tus cuerpos
■ **Ejercicio 1.** Imagina tu cuerpo energético alrededor de ti, como una enorme burbuja que se hincha. Siente cómo el entorno trata de tirar de esta burbuja hacia sí. Quizás en este momento sientas una peculiar elasticidad en todo tu cuerpo.
■ **Ejercicio 2.** Coloca las manos a cada lado del cuerpo y trata de sentir el cuerpo energético, alrededor del físico. Lo habrás conseguido cuando aparezca una sensación de calor.
■ **Ejercicio 3.** Siéntate cómodamente y visualiza un rayo de energía blanca que entra por tu cabeza y va descendiendo hasta llenar cada parte de tu cuerpo: cabeza, tronco, brazos, piernas y pies. Pide que este rayo de luz te limpie de todas tus tensiones, pensamientos y emociones. Déjalo actuar durante al menos cinco minutos y empápate de la sensación de bienestar.

Ejercicios de relajación
El entrenamiento autógeno (EA) es una de las técnicas más poderosas para tratar el estrés que se ha desarrollado en el mundo occidental. Consiste en una serie de sencillos ejercicios mentales destinados a evitar la «reacción de lucha y huida».

Puede practicarse en cualquier lugar y a cualquier hora: el momento y el sitio para practicar los ejercicios solo están limitados por la imaginación y la motivación de quien lo practica. Algunos ejercicios cortos o parciales pueden realizarse mientras se conduce o se camina o, incluso, en una reunión.

El EA ayuda a ponernos en contacto con nuestras propias emociones y sentimientos para descargarlos de forma segura y satisfactoria a través de ejercicios controlados específicos, en lugar de reprimirlos y almacenar problemas para el futuro.

Consejos previos

Es esencial realizar los ejercicios con regularidad y decidir si se van a destinar una o dos semanas a practicar cada uno de ellos. Además, no se debe pasar al siguiente hasta haber dominado el que se acaba de aprender; es preferible ser paciente y dejar que la mente tenga libertad suficiente para proceder al ritmo que más le convenga.

En el EA hay que aceptar los pensamientos, siendo conscientes de que nos distraen con su ir y venir; en este caso, nos centraremos en el ejercicio. Después de colocarnos en posición haremos una exploración: recorremos todo el cuerpo con la mente, empezando por los dedos de los pies y ascendiendo por ambos lados hasta llegar a la cabeza.

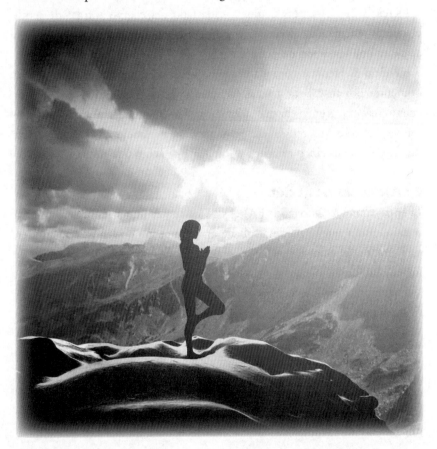

«Borrado».

Es el modo de terminar cada ejercicio. Cancelar de forma correcta permite recuperar los reflejos normales antes de acabar los ejercicios; consta de cuatro pasos:

- Se aprietan con fuerza ambos puños y se doblan los codos de manera enérgica.
- Se estiran los brazos hacia el frente o a los lados.
- Se respira profundamente.
- Se abren los ojos y se exhala.

Debe cancelarse el ejercicio de inmediato si se entra en contacto con algún sentimiento o sensación que incomode, e igualmente, si se comienzan a ver imágenes concretas, aunque sean agradables. Además, una regla básica es utilizar unas determinadas frases o fórmulas y no cambiarlas.

Algunas posturas

En cada sesión elegiremos una de estas posturas para realizar los ejercicios:

- **Posición tendida o yacente:** Tumbado de espaldas con las piernas estiradas y algo separadas, y con los pies inclinados hacia fuera, coloca los brazos en los costados, con las palmas mirando hacia arriba o apoyadas sobre la pelvis. Tanto la cabeza como el cuello deben estar rectos.
- **Posición de silla:** Sentado en una silla, mantén los pies planos sobre el suelo y separados unos 30 cm entre sí. El ángulo de las rodillas debe ser superior a 90°, y los brazos deben descansar en los costados, sobre el regazo o sobre los brazos del sillón. Los dedos permanecen estirados de forma cómoda, y la nuca y la espalda descansan con naturalidad.
- **Posición del cochero o del muñeco de trapo:** Siéntate en el borde de una silla de modo que no se te clave en los muslos. Coloca los pies planos en el suelo y separados entre sí unos 30 cm, y las rodillas formando un ángulo superior a 90°. A continuación, coloca los brazos a ambos lados del cuerpo y estira hacia arriba la espalda y la nuca. Deja que ambas desciendan de forma lenta y suave, con la nuca algo doblada hacia delante. Levanta por último los brazos y apoya las manos sobre los muslos.

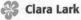

Ejercicio de pesadez en las extremidades

Consta básicamente de tres fases: en la primera harás un ejercicio corto con el brazo dominante (según seas diestro o zurdo); en la segunda se incluirán ambos brazos, y en la tercera intervendrán las piernas.

Este ejercicio es simple pero importante, ya que ayuda a entrenarse en la concentración y conseguir el estado de EA. Además, puede practicarse cuando se tiene poco tiempo o se padece dolor, ya que éste suele impedir la suficiente concentración en ejercicios más largos.

Ejercicio de pesadez en cuello y hombros

Los músculos que forman la nuca y los hombros constituyen un área especialmente importante porque es donde más se acumulan las tensiones y los sentimientos reprimidos. La mejor postura para realizar este ejercicio es la del muñeco de trapo, en la cual no se apoya la nuca. Puede practicarse también de forma parcial, repitiendo unas cien veces al día la frase «mi nuca y hombros son pesados», sin cerrar los ojos ni adoptar ninguna postura.

Ejercicios de meditación

Esta meditación dinámica creada por Osho dura una hora y contempla cinco etapas. Busca un lugar silencioso y asegúrate de que no vas a ser interrumpido. Viste prendas cómodas y ten el estómago vacío.

Se trata de una experiencia individual, de modo que has de mantener los ojos cerrados y olvidarte de la presencia de los demás. Aunque la hagas en solitario, es preferible que te vendes los ojos para mantener la atención enfocada en tu interior.

■ **Primera etapa:** 10 minutos. Inhala y exhala rápidamente por la nariz, dejando que la respiración sea intensa y algo caótica. Deja que los movimientos corporales surjan de forma natural y utilízalos para incrementar tu nivel de energía. Siente cómo te vas elevando, pero no te dejes ir todavía durante esta primera etapa.

■ **Segunda etapa:** 10 minutos. ¡Explota! Deja que salga todo lo que hay dentro de ti. Vuélvete totalmente loco: grita, gime, llora, salta, baila, ríe, tírate por el suelo... No dejes de expresar absolutamente nada. Si al principio te cuesta, provócalo de forma intencionada y nunca permitas que la mente interfiera.

■ **Tercera etapa:** 10 minutos. Con los brazos levantados, salta mientras entonas «¡Hu, Hu, Hu!», sintiendo cómo surge el sonido del vientre. Hazlo tan intensamente como te sea posible. Cada vez que aterrices sobre los pies, deja que el sonido golpee en tu centro sexual.

■ **Cuarta etapa:** 15 minutos. Inmovilízate en la posición en que te encuentres cuando oigas la voz de ¡Stop! No acomodes tu cuerpo. Un simple estornudo o tosido puede hacer que el flujo de energía se disipe y tu esfuerzo habrá sido en vano. Mantente consciente de todo lo que suceda en ti.

■ **Quinta etapa:** 15 minutos. Baila al ritmo de la música y expresa todo lo que sientas. Mantén esta vitalidad durante todo el día, estés donde estés.

Pequeño ejercicio de meditación

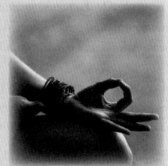

Uno de los temas que el monje budista Ricard Rollán propone en sus prácticas de meditación es la meditación sobre los tres tiempos:

«Sabemos que existe un pasado, un presente y un futuro, y que ello nos predispone a actuar como lo hacemos. Según lo que hayamos hecho en el pasado actuaremos en el presente y en el futuro, con mejores o peores resultados.

Relaja el cuerpo, ponte cómodo y desarrolla la intención correcta de meditar para el bienestar de todos los seres. A continuación, observa cómo entra y sale el aire por la nariz. Al inhalar estás en el momento presente. Retén el aire unos segundos: la inhalación ya es pasado y la retención es presente. Y ahora viene la exhalación, que es el futuro. Exhala cómodamente y deja de ser futuro: de nuevo es presente. Este ciclo se repite constantemente, toda la vida, momento a momento, del pasado al presente y al futuro. Medita sobre ello profundamente y mejorarás tu vida. Dedícalo para el beneficio de todos».

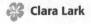

¿Qué es 'meditación'?

Meditación y concentración

Educamos a los niños para enfocar (concentrar) su mente, ya que sin concentración serían incapaces de enfrentarse a la vida. Sin embargo, en el momento en que la mente se concentra se hace también menos consciente.

Concentración es elegir

La concentración lo excluye todo, excepto a sí misma, lo que es una limitación. Si, por ejemplo, vas a cruzar la calle, tendrás que enfocar tu conciencia en el tráfico para no tener un accidente. La concentración es necesaria para la supervivencia en la vida diaria y de ahí que en todas las culturas se procure instruir según sus propias costumbres.

Los niños, de forma natural, nunca están enfocados. Su conciencia está abierta a todo e integran cada sensación. Ésta es la razón por la que el niño es tan inestable. La mente incondicionada del niño es un flujo constante de sensaciones, pero sería incapaz de sobrevivir con esta clase de mente, por lo que debe forzarla a concentrarse.

Saber mucho de casi nada

Desde el momento en que enfocas la mente eres consciente de una cosa e inconsciente del resto. Cuanto más enfocada esté, más éxito obtendrás, por lo que llegarás a ser un experto en una parte, pero también un gran desconocedor del conjunto.

La limitación es una necesidad existencial y nadie es responsable de ella, pero cuando tu conciencia está constreñida niegas a tu mente mucho de lo que es capaz. No estás utilizándola ampliamente, sino tan solo una pequeña porción, y el resto (la mayor parte) permanece inconsciente.

Consciente e inconsciente sin división

No existe frontera entre consciente e inconsciente; no existen dos mentes. «Mente consciente» es esa parte de la mente que ha sido utilizada en el proceso de limitación, mientras que «mente inconsciente» es esa otra que ha sido ignorada y encerrada. La mayor parte de tu mente llega a ser una extraña para ti y tú te conviertes en un extraño de tu propia totalidad. Tan solo una pequeña parte es identificada como tu Yo y el resto se pierde, pero la parte inconsciente restante siempre está ahí en potencia, como posibilidades sin realizar y aventuras sin vivir. Esta mente inconsciente entra en conflicto con la consciente y por ello se produce una lucha interior.

Las personas suelen vivir en conflicto a causa de esta división, pero si dejaran germinar su potencial podrían sentir la felicidad de la existencia. La vida resulta frustrante si la mayor parte de nuestras potencialidades permanecen ocultas y, es por ello, que cuanto más «utilizable» es una persona en la sociedad, menos plenitud encuentra y es menos feliz.

El arte de celebrar

La mente utilitaria es necesaria, pero nos cuesta un precio elevado porque perdemos la dimensión festiva de la vida, tan propia de la Naturaleza. El error es considerar la mente utilitaria como un todo, cuando en realidad es una pequeña parte y un simple medio para desenvolvernos en sociedad.

Aunque pueda sonar extraño, la «inteligencia» es una limitación de la mente, un medio para la supervivencia pero no para la vida. Sobrevivir no es sinónimo de vivir, sino una necesidad, por lo que el objetivo es llevar a la superficie el potencial oculto. Si estás completamente satisfecho, si nada queda como semilla dentro de ti, si eres un constante florecer, entonces puedes sentir el éxtasis de la vida.

La parte negada de ti, inconsciente, puede convertirse en activa si añades una nueva dimensión a tu vida: la dimensión de la fiesta, del juego, como la que aportan la meditación o el rezo. La meditación no es un simple medio para conseguir un objetivo, como paz o felicidad, sino algo para ser disfrutado como fin en sí mismo.

¿Pero qué es la dimensión festiva? Por «festivo» entendemos la capacidad de disfrutar a cada momento de cuanto llega a ti. Estamos tan condicionados y nuestras costumbres son tan mecánicas, que nuestra mente se dispersa cuando podría relajarse. Por ejemplo, jugamos a cartas y en lugar de disfrutar realmente de ello, lo que queremos es conseguir la victoria, con lo que el juego se convierte en trabajo. Lo que se estamos haciendo ya no es importante, sino que solo

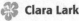

cuenta el resultado. En el negocio el resultado es lo importante, mientras que en la fiesta es el acto lo que cuenta. Si puedes hacer que cualquier acto tenga un significado en sí mismo, entonces estarás de fiesta y podrás celebrarlo.

Manejar el condicionamiento

Si bien es cierta la necesidad de satisfacer necesidades sociales y existenciales, la supervivencia no es el fin, por lo que debemos activar nuestros condicionamientos a voluntad o eliminarlos. Al igual que te pones la ropa, sales a la calle, haces tu trabajo y cuando vuelves a casa te la quitas, si no estás identificado con tu ropa (tu condicionamiento), esto no te resultará difícil y podrás cambiar fácilmente.

Cuando la mente aparece, se establece una lucha con uno mismo. Ser capaces de convertir esta batalla en un juego es todo un arte y, como nos muestra el ho'oponopono, una de las herramientas que lo permiten es borrar las memorias erróneas, los procesos de pensamiento equivocados. En palabras del Dalai Lama: «Evitar los pensamientos de propia estimación».

Una ayuda y un esfuerzo

La meditación es una ayuda y un esfuerzo para saltar al inconsciente. No puedes saltar mediante cálculo, porque todo cálculo proviene del consciente y éste no te dejará hacerlo. La mente consciente teme al inconsciente, ya que si éste emerge todo lo que está claro y en calma en el consciente será barrido, y el ser quedará en tinieblas, como perdido en un espeso bosque.

El bosque y el jardín

Has hecho un jardín vallado: tras limpiar un pequeño trozo de tierra, plantaste algunas flores y todo parece estar en orden. Tan solo ocurre que el bosque está en los alrededores y es indomable, por lo que el jardín teme que, en cualquier momento, penetre el bosque y lo haga desaparecer.

De la misma manera has cultivado una parte de tu mente: has hecho que todo esté claro, pero el inconsciente merodea por allí y la mente consciente teme su presencia. La mente consciente dice: «No entres en el inconsciente, no mires ahí, no pienses en ello». Incluso si te dices: «No voy a pensar», ya lo estás haciendo porque la parte pensante te está diciendo: «No voy a permitirte pensar» y pensando no se puede meditar.

¿Cómo meditar? Así como cuando calentamos agua, ésta se evapora (sin calor el agua no llega a evaporarse), la meditación no es causal, es decir, que cualquier método es posible. El método es solamente el ardid; permite crear la situación para que el cambio ocurra.

Un cielo azul, un fuego que quema

Por ejemplo, más allá de los límites de esta habitación hay un cielo azul que no has visto nunca. Puedo hablarte del cielo azul, de la claridad, del mar, de todo lo que existe fuera de la habitación, pero tú no has visto nada de ello y piensas que lo estoy inventando. Y yo no puedo convencerte de que salgas fuera porque nada de lo que te diga tiene sentido para ti.

Entonces digo: «¡La casa está ardiendo!» y esto sí tiene sentido para ti, por lo que sales corriendo. En el momento en que estás fuera ya no tienes necesidad de preguntarme por qué te engañé: el cielo azul está ahí y me das las gracias.

La mentira era solamente un ardid para sacarte fuera, no el causante de que el exterior estuviera ahí, y «meditar» es precisamente esto. Si podemos salir del proceso del pensamiento, de esta mente incesante que solo quiere «atrapar» cosas por medio de cualquier ardid, será suficiente, pues la mente actúa muy a menudo como un carcelero.

Hay que vivir con los demás y con uno mismo a la vez, puesto que cualquier vida de una sola cara está malograda, pero hay que vivir con uno mismo desde una conciencia incondicional. Una persona es sabia cuando puede satisfacer ambas necesidades.

Deja que llegue. No eres capaz de traer lo divino, pero sí de impedir que llegue. No puedes hacer entrar el Sol dentro de tu casa, pero sí puedes cerrar la ventana. Negativamente, la mente puede hacer mucho; positivamente, nada. Todo lo negativo lo acarrea tu propia acción.

La meditación ayuda a que invites a salir (¡bien lejos!) tus impedimentos negativos. Puede sacarte de las garras del carcelero de la mente y, cuando hayas salido afuera, te reirás. ¡Era tan fácil salir! Allí mismo estaba, solo fue necesario un paso, pero caminamos siempre en círculos y el único paso que puede llevarnos adentro es el que perdemos.

Es necesario romper este círculo vicioso de continuidad y la mayoría de métodos de meditación ayudan a ello. Si se rompe la continuidad, si te vuelves discontinuo respecto a tu pasado, surgirá la «explosión»: en ese preciso momento estás en el centro de tu ser y ahí conoces todo lo que siempre ha sido tuyo y te ha estado aguardando.

En resumen. Ho'oponopono en acción.

Un mundo de energías

- Crecimiento o desarrollo
- Comprender nuestro sistema de vida
  Un hilo cada vez más delgado. Una realidad no solo material.
- Cuestión de energías
  Aura y cuerpo astral. Chakras. La ley de la atracción.
  Las experiencias de Masaru Emoto con el agua. Cristales de agua.
  Memoria del agua. En las plantas. Dinamizar el agua.
- Cambiar nuestra visión del mundo
  Una nueva configuración. Desprendernos de algunas falsas realidades.
  Encuentra tu propio poder.
- Abrir las puertas de la percepción
  Para sentir todos tus cuerpos.
- Ejercicios de relajación
  Consejos previos. «Borrado». Algunas posturas.
  Ejercicios de pesadez en las extremidades, cuello y hombros.
- Ejercicios de meditación
  Pequeño ejercicio de meditación. ¿Qué es 'meditación? Concentración.
  Saber mucho de casi nada. Consciente e inconsciente sin división.
- Meditación, el arte de celebrar.
- Manejar el condicionamiento.
  Una ayuda y un esfuerzo. El bosque y el jardín.
  Un cielo azul, un fuego que quema.

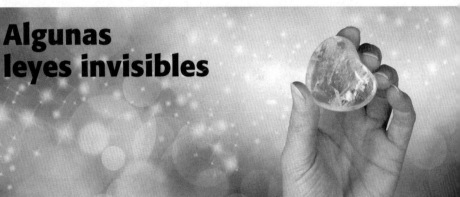

Algunas leyes invisibles

«Todo nuestro descontento por aquello de lo que carecemos procede de nuestra falta de gratitud por lo que tenemos.»
(DANIEL DEFOE)

El Universo entero está regido por un sistema energético sometido a unas leyes. La eficacia del ho'oponopono está en saber utilizar estas leyes, como si desplegáramos las velas a favor del viento, ya que ir en contra del sistema (en contra de la dirección del viento) no supone más que cosechar fracasos.

La ley de la atracción

En los últimos años se ha recuperado una vieja sabiduría que nos habla del poder del pensamiento, de cómo éstos rigen nuestras vidas. La ley de la atracción no es algo nuevo; simplemente se ha popularizado a raíz de la publicación del libro *El Secreto*, de Rhonda Byrne.

Cuando se habla de la ley de la atracción muchos piensan en magia, cuando en realidad se trata de utilizar unas leyes universales muy sencillas. Según la ley de la atracción todo evento en nuestras vidas, tanto si es positivo como negativo, es una manifestación de nosotros mismos, pues somos nosotros quienes lo hemos atraído. La mayoría de personas lo hace de forma inconsciente y atribuye lo que les sucede a la buena o mala suerte, cuando son ellos los responsables de sus fortunas y desgracias y, por tanto, pueden cambiarlo en cualquier momento a voluntad.

El poder del pensamiento

Tu pensamiento predominante se manifestará en tu realidad, es decir, que aquello en lo que pienses más a menudo y con carga emocional y convicción, es lo que al final se manifestará en tu vida. Por ejemplo, si estás convencido de que «puedes conseguirlo todo», entonces las cosas se darán para confirmar esa creencia. Si, por el contrario, estás convencido de que eres una persona con mala suerte y todo te resulta difícil en la vida, los obstáculos y problemas serán tu constante.

La ley de la atracción es algo que no resulta sencillo de explicar, aunque su aplicación sí lo es en muchos casos. Algunos se preguntan: «¿Cómo se puede manifestar algo si ese algo es deseado también por alguien más?». Por ejemplo, si existe solo una posibilidad de promoción en el trabajo, ¿cómo puedes manifestarlo si hay más gente con la misma intención? Y aquí es donde el concepto resulta complejo, ya que no se puede entender esta ley desde una perspectiva limitante como la nuestra. Si piensas que alguien más puede querer esta promoción tanto como tú, y que solo existe una oportunidad, ése se convertirá en tu pensamiento predominante y, por tanto, la manifestación será acorde a él.

Universo sin límites

Si se aborda la situación desde la perspectiva de que el Universo es ilimitado y, por tanto, también las posibilidades, entonces nos enfocamos en que todo es posible y todo puede manifestarse a la vez.

La fuerza del ho'oponopono nos propone dar más pasos: limpieza o borrado de memorias erróneas, visualizaciones y una aceptación centrada y despreocupada sobre la manera en que se manifestará el pensamiento en la realidad. Volviendo al ejemplo del puesto de trabajo, con una nueva promoción a la que otras personas puedan acceder, o con una oferta en otra empresa que nos resulte aún más interesante.

Antes de practicar…

Otro aspecto importante de la ley de la atracción es que no puedes engañarte a ti mismo. No sirve de nada repetir afirmaciones todo el día u obligarnos a pensar positivamente si, al mismo tiempo, nuestras emociones continúan ligadas a la negatividad. Debes creer realmente que aquello que deseas se materializará, pues es esta convicción absoluta la que provoca la manifestación.

Esto explica que muchas personas practiquen ejercicios básicos de manifestación, como visualizaciones, afirmaciones o «mapas del tesoro», y se frustren rápidamente porque no ven resultados o, incluso, vean resultados opuestos. De nada sirven estos ejercicios si nuestros sentimientos más profundos son que tenemos mala suerte o no merecemos aquello que queremos manifestar, así que examinemos en primer lugar qué creemos realmente sobre nosotros mismos y sustituyamos esas creencias por otras más positivas.

El mapa del tesoro

Como enseña Shakti Gawain, «la técnica de trazar un "mapa del tesoro" es muy eficaz y divertida. Se trata de una representación de nuestra realidad deseada. Es muy útil porque forma una imagen especialmente clara y precisa que luego puede atraer y focalizar energía en el objetivo. Funciona de manera similar a los planos para la construcción de un edificio».

Cada uno puede hacerlo a su gusto y del tamaño que quiera; no hay reglas estrictas. Podemos imprimir imágenes de Internet y pegarlas sobre una cartulina, dibujarlo o hacerlo en forma de collage, con dibujos y palabras recortadas de revistas, libros, postales, fotos, etc. No debemos preocuparnos si no logramos un trabajo artístico. Los mapas del tesoro sencillos, como los dibujos de los niños, son tan eficaces como las grandes obras de arte. Básicamente, el mapa debe mostrarnos a nosotros mismos en el escenario ideal, con el objetivo totalmente logrado.

El mapa del tesoro nos permite, sobre todo si lo observamos detenidamente cada día, tener presentes cuáles son nuestros anhelos, desarrollar las emociones positivas que facilitarán que podamos alcanzarlos y también, y éste es un aspecto muy importante de la técnica, identificar las creencias que tal vez estén impidiendo que los hagamos realidad.

Éstas son algunas pautas que nos ayudarán a realizar los más eficaces mapas del tesoro:

■ Hagamos un solo mapa del tesoro para cada objetivo o aspecto de la vida, para poder incluir todos los elementos sin complicarnos demasiado. Esto permite que la mente se focalice en el objetivo con más claridad y facilidad que si incluyéramos todos los objetivos en un único mapa. Podemos hacer un mapa para las relaciones, otro para el trabajo, otro para el crecimiento espiritual, etc.

■ Puede tener el tamaño que más nos convenga para poder guardarlo en un cuaderno, colgarlo en la pared o llevarlo en el bolsillo o la cartera.

■ Debemos asegurarnos de incluirnos a nosotros mismos en el dibujo. Para lograr un efecto bien realista va bien usar una fotografía, pero si no, podemos dibujarnos. Tenemos que aparecer haciendo, siendo o teniendo el objetivo deseado: viajando por el mundo, vistiendo ropa nueva, como autores orgullosos de nuestro nuevo libro, etc.

■ Mostraremos en el mapa la situación en su forma ideal, completa, como si ya existiera. No es preciso indicar cómo va a suceder, ni mostraremos nada negativo o desagradable. Podemos utilizar muchos colores para incrementar el poder y el impacto sobre nuestra mente.

■ Conviene mostrarnos en un lugar real: hagamos que nos parezca creíble. Es mejor incluir algún símbolo de lo infinito que tenga significado y fuerza especial para nosotros, ya sea un símbolo «Om», una cruz, la imagen de un gran maestro espiritual, un sol radiante o algo que represente la inteligencia universal o la divinidad. Esto sirve como reconocimiento y recordatorio de que todo viene de la fuente infinita.

■ Incluiremos anotaciones personales en el mapa del tesoro, por ejemplo, de cómo nos vemos en la nueva situación. También nos aseguraremos de incluir esta última afirmación: «Esto, o algo mejor, se manifiesta para mí en total satisfacción y armonía, para mayor bien de todos».

El proceso de crear nuestro mapa del tesoro es otro paso hacia la manifestación del objetivo. Solo debemos dedicar unos minutos al día a observarlo tranquilamente y a pensar en él de tanto en tanto durante el día.

Cómo aplicar la ley de la atracción

Como ya hemos visto, todo evento en nuestras vidas, ya sea positivo o negativo, es manifestado por nosotros mismos a partir de nuestros pensamientos. Es decir, atraemos absolutamente todo lo que existe en nuestra realidad. Entonces, ¿cómo podemos aplicar la ley de la atracción para manifestar algo específico?

Dos principios de la ley de la atracción

Básicamente, los principios de la ley son dos: los iguales se atraen y la energía concentrada en un punto se expande. En otras palabras, lo que esperas es lo que recibes y esto se multiplica y extiende a todos los niveles de tu existencia. Así, por ejemplo, si vas de paseo, tienes miedo de las serpientes y todo el tiempo estás pensando: "Ojalá no me encuentre con una serpiente" o "No voy a encontrar serpientes", la realidad es que tu energía mental está concentrada en serpientes y esto es lo que atraerás. Despreocúpate de las serpientes y concéntrate en lo bien que lo estás pasando mientras paseas y ésta será tu realidad.

Lo que tengas en la mente constantemente (sobre todo alimentado por una emoción fuerte, como el miedo o la rabia) es exactamente lo que manifestarás, aunque de forma consciente pienses: «Que no me ocurra esto». Cuanto más piensas en algo, más poder le estás dando para manifestarse una y otra vez en tu realidad.

Para que funcione

En primer lugar, debes trabajarte por dentro, pues aunque te digas a ti mismo que mereces ciertas cosas, si tu sentimiento más profundo es de culpa o duda, la ley de la atracción no funcionará. Para que los resultados sean satisfactorios, tus creencias arraigadas no pueden ser negativas, sino positivas.

Empieza por combatir las limitaciones que tú mismo te has impuesto a lo largo de los años, y examina tus miedos y dudas sobre manifestar lo que más quieres. Si no estás bien contigo mismo no podrás manifestar aquello que es positivo para ti. Y recuerda que para obtener algo que nunca has tenido… ¡has de pensar como nunca lo has hecho antes!

Superar los límites

Las leyes universales no pueden entenderse desde la perspectiva limitante de nuestro ser. Hay que comprender la infinitud del Universo, que todo y todos existimos de forma simultánea, que no existe el tiempo tal como lo entendemos en el planeta, que el pasado es también presente y futuro, que las opciones para cada evento son múltiples...

Despreocúpate del cómo

Para aplicar con éxito la ley de la atracción es necesario desentendernos de cómo se manifestará aquello que deseamos. Si, por ejemplo, quieres un nuevo trabajo olvídate de los detalles; tan solo mantén la convicción de que el trabajo perfecto para ti ya es tuyo y que se manifestará en el momento oportuno y de la manera más conveniente.

Mucha humildad

Muchos creemos saber lo que es mejor para nosotros mismos y los demás, cuando este pensamiento sigue partiendo de una perspectiva limitante. Si estás empecinado con esa casa amarilla y solo con esa, quizás una casa que

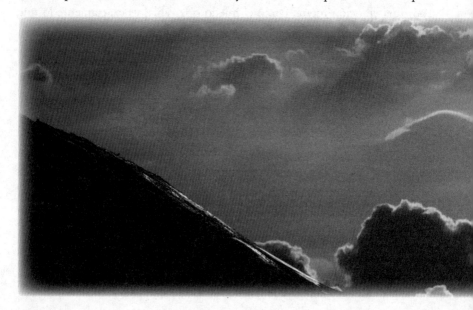

es mucho más grande, más a tu gusto, más económica y que está a la vuelta de la esquina no te llegará porque tu visión está limitada. Que manifiestes la casa amarilla es una posibilidad, pero si el Universo tiene algo mejor y más conveniente para ti, ¿por qué no aceptarlo y dejar que fluya a tu realidad?

Rechazar lo que no quieres

Este proceso lleva tiempo y constancia, pero es efectivo en caso de que te limites por tus creencias. Además de no enfocarte en aquello que quieres manifestar, aprende a reconocer tus miedos y dudas. Cada vez que observes que estás pensando de forma negativa o enfocándote en tus miedos, rechaza rápidamente el pensamiento con una gran X roja imaginaria y sustitúyelo por su opuesto. Este tipo de ejercicios también pueden hacerse para anular energías y pensamientos negativos.

Evitar las fuentes de negatividad

Para desintoxicar la mente de pensamientos negativos, evita películas u otros nutrientes culturales con cargas de violencia o tristeza, así como ambientes donde predominen la negatividad o el pesimismo.

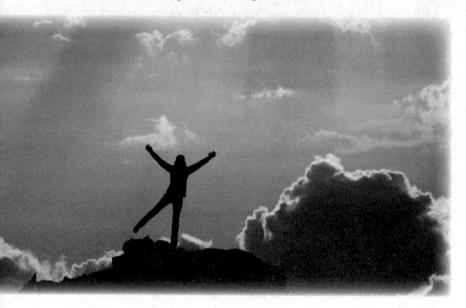

El ho'oponopono y las leyes invisibles

Hasta aquí hemos visto los primeros pasos relacionados con la ley de la atracción, tan popular en estos últimos años. Vamos ahora a centrarnos en la eficacia de algunas leyes, como la de manifestación, la de aceptación y la de gratitud, que unidas a la capacidad de perdonar nos serán de gran ayuda.

Ley de la manifestación

Es uno de los pilares del ho'oponopono y se basa en un sistema más general que rige todo el Universo. El poder del pensamiento; la creación y aceptación de una nueva realidad; cómo atraer lo que nos corresponde; qué llevamos dentro y qué deseamos; la confianza y la paciencia… La ley de la manifestación que gobierna el ho'oponopono ¡es todo esto al mismo tiempo!

Emitimos un pensamiento con una fuerte carga emocional y éste se manifiesta en nuestra realidad a través de la ley de la atracción. «La prosperidad y la escasez están en tu conciencia. Si sigues las leyes del Universo jamás tendrás escasez. Va contra la ley». Somos seres creadores, aunque la mayoría de ocasiones las creaciones que se manifiestan en nuestra vida son inconscientes porque al no tener consciencia de nuestro ser no las dominamos.

La ley de la manifestación nos invita a dejar de ser víctimas de plazos y fechas, y convertirnos en creadores de nuestro futuro ahora mismo, proyectándonos hacia un nuevo ciclo. Un nuevo tiempo en que cada alma desarrollará aquello que lleva en su interior para expandir el exterior y materializar sus necesidades en todos los ámbitos de la vida.

El universo nos entrega nuestras manifestaciones

El Universo manifiesta todas las cosas a las que brindamos la suficiente atención. Esto sucede porque si nos enfocamos en un determinado pensamiento, se activa su vibración y la ley de la atracción nos envía aquello que tiene el mismo tipo de vibración (lo semejante atrae a lo semejante). Ahora bien, ¿cómo es esto en la práctica? ¿Si pienso en un millón de euros, un buen día me voy a despertar y voy a encontrarme un millón de euros junto a mí? ¡Claro que no! No funciona así, entre otras cosas, porque no «creemos» que las manifestaciones puedan bajar del cielo.

Tiempo

Además está el asunto del tiempo. Vale la pena recordar el relato bíblico: «Un buen día, Caín (el Tiempo) mató a su hermano Abel (el Espacio) y desde entonces los humanos vivimos apresados en las garras del tiempo». El ho'oponopono es también una ayuda para comprender mejor nuestro papel en el tiempo y el espacio.

Resistencias

El Universo nos acerca nuestras manifestaciones a través de la vía de menor resistencia, pero este camino no es lo que resulta más fácil para el Universo (no hay límites, las posibilidades son infinitas), sino lo más fácil para que tú puedas «permitir». Ésta es la razón por la que las creencias negativas tienen la capacidad de bloquear sus manifestaciones, que además vibran en una frecuencia diferente, a menudo opuesta, a lo que quieres y prácticamente cierra los caminos por donde se podría recibir.

Belleza a cualquier tamaño

Un fractal es un objeto matemático de gran complejidad definido por algoritmos simples. Los fractales nacen del intento de encontrar una geometría más apropiada para describir los objetos de la naturaleza. Durante siglos fueron considerados curiosidades, hasta que entre los años 1968-1975 el matemático Benoît Mandelbrot observó que una serie de objetos matemáticos tenían cosas en común. Desde entonces todos podemos apreciar esta misteriosa belleza que se repite una y otra vez cada vez que la ampliamos, y que supone otra muestra de hasta qué punto el Universo sonríe con nosotros.

Sin contradicciones

Para manifestar algo hemos de darle la suficiente atención y asegurarnos de que no albergamos creencias contradictorias al respecto. Por ejemplo, si lo que quieres es un millón de euros, no solo debes pasar cierto tiempo pensando en cosas maravillosas sobre el dinero, sino también asegurarte de que no albergas ninguna creencia negativa («Yo siempre voy a ser pobre»;

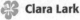

«Los ricos son inmorales»; «Es imposible para mí para ganar un millón de euros», etc.), y de que tu actitud está libre de ataduras.

Por lo tanto, digamos que no albergas creencias contradictorias sobre el millón de euros; crees que el dinero es bueno, y que es absolutamente posible que lo recibas de alguna manera. ¿Cómo va a entregarte el Universo esta manifestación si ya hemos concluido que no va a caer del cielo así como así...?

La casualidad no es casual

El Universo ofrece manifestaciones en forma de percepciones, intuiciones y coincidencias. Puede reunirnos con las personas adecuadas en el momento justo, por ejemplo, asegurar un encuentro fortuito en el ascensor con el propietario de una gran empresa, con quien iniciaremos una conversación aparentemente intrascendente en la que tú acabas por sugerir alguna de tus ideas para lanzar un nuevo producto. Una cosa lleva a la otra y, casi sin darte cuenta, estás llevando la responsabilidad de poner en marcha tu idea y pronto llega una cantidad de dinero sencillamente impensable pocos meses antes.

O bien, puedes tener un presentimiento fuerte, casi abrumador, de ir a comprar un billete de lotería, a pesar de que nunca compras lotería. Pero este día, por alguna razón, realmente crees que deberías comprarlo... Y ganas.

Observa cómo en este tipo de procesos todo depende de ti y de que puedas escuchar tu intuición. Ahora bien, ¿qué sucede si no escuchas, si te paralizas y dejas que cualquier pretexto, como el miedo, te impida tener una conversación o una iniciativa? Nada. Has perdido una oportunidad sin ni siquiera darte cuenta de ello.

Un poco más de atención

El proceso de recibir conscientemente la vida que queremos depende de nuestra capacidad de prestar atención a las señales que nos ofrece el Universo. No se trata tanto de pensar en nuestro camino por la vida, como de la sensación que nos da ese camino. Si algo te hace sentir bien, préstale atención; probablemente quieras hacerlo, aunque lógicamente no puedas justificar tus acciones. Si algo te hace sentir mal, ten cuidado, pues tu intuición te está enviando un mensaje.

Cuanta más atención prestes a cómo te hacen sentir las cosas, más escuches tu intuición y notes las coincidencias, mejor. Cuando observes que tu intuición, aunque desafíe lo racional, te ha llevado a unos resultados perfectos tendrás más confianza en tus corazonadas. Aun así, tampoco «apagues» la mente racional, simplemente considera igualmente válidos tus sentimientos. Introdúcelos en tu proceso de toma de decisiones y te sorprenderá ver a dónde te llevan estas oportunidades nunca vistas antes.

Co-creación

La ley de la manifestación nos invita a dejar de ser víctimas de tiempos y transiciones y, en su lugar, ser creadores de nuestro futuro «ahora», proyectándonos hacia un nuevo ciclo donde desarrollemos lo que llevamos dentro, materializándolo en todos los ámbitos de la vida.

Las personas no suelen conocer la causa de lo que experimentan, pero ésta existe, con independencia del tiempo que lleve «retribuir» la consecuencia, ya que se dará en el momento y lugar adecuados. Recordemos que no somos seres humanos con alma, sino almas a las que en un momento dado se nos prestó una vestimenta (cuerpo) para aprender las diferentes lecciones.

Los pasos que llevan a la co-creación mediante la ley de atracción no son otra cosa que transformar nuestra actitud a una nueva de confianza, agradecimiento, toma de consciencia y puesta en acción, para permitir que la energía universal trabaje a nuestro favor propiciando nuevas posibilidades para nuestro crecimiento.

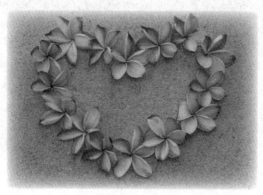

Siete leyes de la manifestación

1. Ley de la Naturaleza. Organiza el cuerpo físico y sus procesos instintivos para que, al funcionar perfectamente, pueda contener la conciencia. Organiza perfectamente átomos, moléculas y elementos. Mantiene la supervivencia vital y muestra los instintos para proteger cada especie. Manifiesta la diversidad.

2. Ley de la Armonía. Rige los márgenes de desequilibrio necesarios para que todo se organice y exista durante un tiempo y cambie después; paso necesario para generar otro proceso. Regula los ciclos, los ritmos. Está codificada en el instinto. Lo que agrada se repite. También está en la memoria psicológica debido al sentimiento que nos produjo. El tiempo lo utiliza para que todos los procesos ocurran simultáneamente. Se manifiesta en los acuerdos humanos.

3. Ley de la Correspondencia. Determina la duración de las experiencias, el lugar donde se producen y los límites entre los procesos simultáneos de los distintos individuos. Determina cuándo está madura la conciencia para ascender de un nivel de aprendizaje al siguiente. Determina el lugar de nacimiento, el nivel económico, la familia, el sexo. No hay injusticias, solo correspondencia entre los planos de consciencia con las circunstancias que se viven. Se rige por la frase «Como es arriba es abajo y como es adentro es afuera».

4. Ley del Aprendizaje. Determina el orden de procesos a los que se ve sometida la conciencia, es decir, determina el destino y los errores que se permiten para aprender. Permite ascender de nivel cuando se ha aprendido lo que cada nivel puede ofrecer, es decir, se ha aprendido a controlar el instinto, a tener relaciones armónicas y respetuosas. Las dificultades existen para provocar

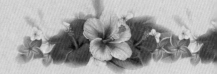

pequeñas comprensiones que conducen a encontrar las verdades universales. Se repiten las circunstancias difíciles hasta que se aprende de ellas.

5. Ley de la Polaridad. *Rige la relación y el movimiento entre lo femenino y lo masculino, y de todas las fuerzas opuestas para generar la creación. La oposición entre las fuerzas positivas y negativas genera la vibración que es la base del Universo. Su tensión produce energía eléctrica y a la larga el movimiento. Se atraen las distintas polaridades para dar origen a la diversidad.*

6. Ley de la Resonancia. *Toda cosa creada debe primero existir en la mente divina o Universal, el Todo que llamamos «Conciencia Cósmica». Es la que determina el paso de estas ideas intangibles al universo tangible. Regula cómo la mente del Todo manifiesta, por resonancia, los espíritus semejantes a sí mismos para crear, experimentar y en su propia mente comprender el Universo. Estos espíritus resonados vibran cada vez más lentamente hasta densificarse en la materia en un viaje evolutivo a través de experiencias que les permiten comprender que el amor es el principio y el fin del Universo. Con esta comprensión, ese espíritu vibra cada vez más rápido de vuelta a lo divino.*

7. Ley del Amor. *Da origen a todas las anteriores leyes y tiene codificada toda la información del Universo para llevar a la conciencia a comprender que todo ocurre por amor. La vida es una sucesión de experiencias para permitir al ser humano comprender que todo en el Universo sucede por amor. Cuando esto se comprende, la conciencia del ser humano se libera de la necesidad de experimentación vital y regresa al principio divino.*

Fluir

Para atraer algo nuevo a tu vida, sea felicidad, prosperidad o abundancia, lo primero que tienes que hacer es dejar ir viejas maneras de pensar, hablar y comportarte. Es indispensable tenerlo en cuenta si quieres tomar el control sobre tus manifestaciones. Sin importar lo que quieras atraer, el primer paso implica dejar ir, ya que de lo contrario no será fácil que entren cosas nuevas.

Salir del círculo

Si no aprendes a dejar ir, el mensaje que estás transmitiendo es que quieres más de lo mismo y lo que acabas creando es más resistencia a que las cosas cambien.

A mí me llevó mucho tiempo darme cuenta de qué estaba pasando en mi vida y cómo y por qué estaba atrayendo situaciones negativas. Conforme fui aplicando estas técnicas todo empezó a cambiar y día a día era más feliz.

Cómo nos llenamos de problemas

Todos tenemos problemas, pero cuando finalmente nos logramos deshacer de unos, los terminamos reemplazando por otros. Y llega un punto en que nuestra cabeza solo tiene negatividad y es difícil acceder a estados emocionales, situaciones y circunstancias positivos. Al vibrar en la frecuencia de nuestros problemas atraemos más de lo mismo, en vez de atraer emociones superiores que nos hagan sentir bien.

Técnica de manifestación instantánea

Hay una técnica con la que puedes cambiar lo que te sucede de forma fácil y permanente. Cuando piensas en tus problemas, siempre experimentas algo, ya sea ver algo en tu mente, escuchar una voz o tener una sensación en alguna parte del cuerpo. Si prestas atención observarás que estas cosas tienen características muy peculiares, por ejemplo, las imágenes pueden ser de colores o muy grandes; puedes verlas a través de tus ojos o desde fuera de la imagen, etc. Los sonidos también pueden ser altos o bajos; la voz puede estar dentro de tu cabeza o parecer externa; el tono puede ser de una manera u otra... Las sensaciones pueden moverse hacia algún lado, comienzan en una parte concreta o sentirse de forma más o menos intensa, etc. Presta mucha atención y, si puedes, anótalo en un cuaderno (te será muy útil cuando practiques la técnica). Más abajo tienes una lista de estas características para ayudarte.

Antes de aprender la técnica haz el siguiente ejercicio; descubrirás cómo das forma a tus certezas.

Ejercicio de autodescubrimiento

Piensa en algo en lo que crees firmemente (por ejemplo, que el Sol va a salir mañana) y observa qué imágenes, sonidos y sensaciones aparecen. Revisa la lista de características que tienes más abajo y anótalas todas. A continuación, piensa en algo sobre lo cual tengas dudas y anota qué imágenes, sonidos y sensaciones surgen al respecto. Revisa la lista de características y anótalas todas, prestando especial atención a las diferencias entre certidumbre e incertidumbre.

El propósito del ejercicio es conocer cómo representa tu cerebro una creencia frente a otra; en este caso, certeza e incerteza. Esto te abre las puertas al cambio, puesto que ahora, aplicando la técnica que sigue, vas a poder cambiar tus pensamientos.

Toma una creencia que tienes respecto a tu poder para manifestar algo en tu vida. Digamos que crees que «la ley de la atracción no sirve para mí». Cuando tienes este pensamiento tu cerebro le asigna sus propias características, como la certidumbre de que vas a seguir teniendo este problema y es probable que, aunque no lo pienses conscientemente, estés seguro de que vas a tener esa misma creencia mañana.

Es curioso cómo la mayoría de personas que se definen como inseguras están absolutamente seguras de su inseguridad. Lo primero que debes hacer es prestar atención a tu creencia limitante y a la nueva que deseas (por ejemplo, que eres una persona exitosa). A continuación, anota las características de estas dos creencias, prestando especial atención a sus diferencias. Cuando termines, estarás a punto para la técnica.

Técnica avanzada de manifestación instantánea

Piensa en una creencia limitante que ya no deseas tener; por ejemplo, que la ley de la atracción no sirve para ti. Piensa en una creencia que sí quieres tener y que te resulta más beneficiosa, como que eres una persona exitosa y que lo manifiestas perfectamente. Estudia las características de la certidumbre y la incertidumbre que has anotado. Usando la imaginación, toma la creencia que ya no quieres tener y envíala mentalmente a distancia, colocándola donde están las características de la incertidumbre. Al mismo tiempo, usa tu imaginación y envía la creencia que quieres tener al lugar de las características de la certidumbre. Repite este proceso mental varias veces y con cierta rapidez.

Aunque parezca simple, lo que estás haciendo es enseñarle a tu cerebro a codificar tus creencias de una manera positiva, lo cual también implica tomar el control de tus pensamientos y aprender a manifestar nuevas creencias. Te puede tomar algo de práctica dominar esta técnica, pero una vez lo hagas, vas a tener el poder de crear una realidad ¡completamente distinta!

Escribe tus experiencias con el siguiente modelo de ejercicio:

Lista de características:

Anotar las características de los pensamientos y anotar sus diferencias.

■ *Visuales. Número de imágenes. Moviéndose-Estáticas. Tamaño. Forma. En Color-Blanco y Negro. Enfocada-No Focalizada. Clara-Oscura. Lugar en el espacio. Con Borde-Sin Borde. Plana-3D. Asociada-Disociada. Cercana-Distante*

■ *Auditivas. Volumen. Graves-Agudos. Timbre (cómo suena). Tempo. Tonalidad. Duración. Ritmo. Dirección de voz. Armonía.*

■ *Kinestésicas. Lugar en el cuerpo. Sensaciones táctiles. Temperatura. Ritmo del pulso. Ritmo de respiración. Presión. Peso. Intensidad. Movimiento-Dirección.*

■ *Olfatorio-Gustativo. Dulce. Ácido. Amargo. Pungente. Aroma. Fragancia .*

La ley de la aceptación

Es el principio de no acción, de no resistencia; el «no juicio», la no valoración. Y es la clave para la paz interior. Esta ley nos dice que lo que resistes, persiste, y nos ayuda a traer libertad a nuestra vida para ser lo que queremos ser; para estar con quien queremos estar o para vivir como queremos vivir.

La forma de usar esta ley de forma práctica es, en primer lugar, dejando a los demás ser como son y, en segundo, permitir al Universo que nos envíe todo lo que deseamos recibir. Un bloqueo muy normal de esta ley a nivel inconsciente y que provoca que seamos y tengamos menos de lo que podríamos ser o tener, es la idea de que «yo no me lo merezco».

Dejar a los demás ser como son

No hay dos personas idénticas en el planeta y no hay forma de cambiar a nadie, por mucho que nos empeñemos. Si no aceptamos que cada uno tiene una forma de ver las cosas, de ser, comportarse, amar y vivir estaremos perdiendo el tiempo y gastando energía, además de que con nuestro comportamiento estaremos permitiendo que los demás no nos dejen ser como somos, vivir como queramos o comportarnos como lo hacemos. «Soy como soy, y permito totalmente a los demás ser como ellos son».

Solo si puedes aceptar, no simplemente tolerar, cómo son las personas que te rodean, habrás entendido la ley de la aceptación. El hecho de no hacerlo es lo que más sufrimiento causa en nuestras relaciones, pues siempre tenemos una imagen ideal de los demás e intentamos amoldarlos a ella. Además, si crees de verdad que aquellos que no piensan o actúan «a tu manera» están equivocados, entonces estás juzgando a la gente.

Juzgando a los demás

Juzgar es una emoción de bajo nivel y cuanto más vibres con esa emoción, más atraerás circunstancias, personas o eventos que te permitan seguir perpetuando ese juicio hacia todo lo que consideras que no es acorde a tu forma de ver el mundo. Si necesitas que siempre se actúe de acuerdo a tus criterios, jamás serás feliz ni experimentarás la libertad que proviene de aceptar el mundo tal y como es, así como tampoco sentirás que el mundo te acepta como tú eres.

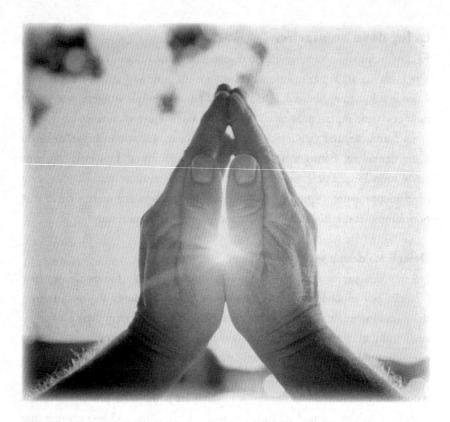

Siempre funciona

La ley de la aceptación es una ley universal, lo que significa que funciona siempre y en todas partes. Es una ley absoluta, creas en ella o no, y tiene una gran influencia en nuestras vidas.

Cuando nos rendimos a la aceptación total, el Universo no encuentra ningún bloqueo para hacernos llegar todo lo que podemos tener. Permitimos a todos ser como son y funcionamos con total libertad, sin cargas ni proyecciones de los demás que nos limiten o pongan pesadas expectativas a nuestras espaldas esperando que seamos de una determinada manera.

Sin juicios

Aceptar sin juzgar todo lo que la vida nos aporta es un buen paso hacia la abundancia infinita universal.

La paciencia

A veces aparece la tentación de pensar que la vida es injusta o que tenemos «mala suerte», pero si la convicción en las leyes universales es firme, con un poco de paciencia benevolente, que siempre es una buena virtud, pronto superaremos todas estas resistencias.

La paciencia es indispensable, porque no podemos cambiar el momento presente de forma inmediata, excepto en estados especiales de meditación profunda. En la vida cotidiana es mejor aceptar el presente con calma en vez de irritarnos y aumentar la carga de estrés. Además, si estamos atravesando una situación muy desagradable, no la podremos modificar en este momento.

Completar un puzzle no es algo que ocurra de forma instantánea: hemos de colocar una pieza tras otra para construir la imagen completa. Puede decirse que en la vida los sucesos se desarrollan de la misma manera: hay que tener la paciencia del juego del puzzle para que cada componente se instale en su lugar, uno tras otro. El poder y la magia existen, pero no son instantáneos.

Soltar lastre

Sí, tenemos un poder inmenso; el poder de ser nosotros mismos y volver a serlo aceptándolo tal como es. En cambio, no tenemos ningún poder sobre el guión, el entorno y la forma en que se realizará. Y mientras el puzzle no esté acabado, no podremos decir si una pieza está o no en su lugar; forma parte de las dificultades y el desafío.

Debes aprender a «dejar ir», a soltar lastre del guión de tu vida y dejar que se instale la inspiración; solo entonces podrás dar paso a la realización de intenciones que habrán ido ganando energía y serán portadoras de una fuerza esencial para ti.

Este «dejar ir» te liberará de pesadas cargas psicológicas para dar paso a una realidad mucho más fluida y esencial. Desde luego, los miedos al cambio persisten, pero si consideramos que estos miedos forman parte del proceso, el resultado final nos aportará un inmenso bienestar y satisfacción interior.

La ley de la gratitud

> *«La gratitud explica el pasado, aporta la paz para el presente
> y crea una visión para el porvenir.»*
> (*Proverbio holandés*)

> *«Cuando bebas agua, recuerda la fuente.»*
> (*Aforismo chino*).

> *«Olvida lo que has dado para recordar lo recibido.»*
> (*Mariano Aguiló*)

Solo existe una palabra que se interpone entre ti y la vida de tus sueños: «gracias». La gratitud es una de las maneras más fáciles y poderosas de transformar tu vida. Cambiarás en la medida en que utilices la gratitud y te comiences a sentir agradecido. ¿Y de qué te puedes sentir agradecido? ¡De todo!

La gratitud representa un elemento indispensable en todo este desarrollo y es especialmente necesaria para llevar a cabo el difícil proceso de la aceptación.

Revertir la energía negativa

Muchas personas tienen la costumbre de lamentarse casi sin interrupción: que si hace demasiado frío o calor, que si nada funciona, que si estoy cansado, que si me aburro... Suceda lo que suceda, jamás se sienten satisfechos y lo critican todo y a todo el mundo. Esta mentalidad es un desastre, sobre todo para ellos mismos, porque mantienen sus energías y pensamientos en un patrón negativo y nada positivo podrá venir.

Las consecuencias de nuestros actos tienen repercusiones en nuestras vidas a largo plazo. Si nos quejamos de que tenemos que pagar las facturas de un determinado servicio es porque no valoramos el propio esfuerzo ni el de los demás. Somos portadores de lo que atraemos, pero si no somos capaces de mostrar agradecimiento, la energía no circulará. El dinero también es expresión de una energía que debemos permitir que circule; si se retiene, toda prosperidad económica también quedará retenida a nuestro alrededor.

Prosperidad

La Naturaleza es un buen ejemplo de abundancia y prosperidad. Los frutos crecen y las plantas no esperan nada a cambio, tan solo orientarse al Sol y recibir alimento de la tierra y la lluvia. Cuando abrimos el fruto, por ejemplo, una sandía, vemos que alberga en potencia decenas de sandías a través de sus semillas, lo que es un ejemplo espléndido del don vital del agradecimiento.

Así que haremos bien en comenzar a ser prósperos, con nosotros mismos y con los demás. Algunas personas prefieren ver el vaso vacío mientras que otras piensan que siempre se puede llenar y esta pequeña diferencia de visión es realmente importante. Se trata de elegir entre enfocarnos en todo lo que no nos gusta o, por el contrario, apreciar todo lo que tenemos o podemos tener. ¡Eso es todo!

Conservar una energía positiva

> *«¿Sabes lo que les falta a la mayoría de personas?*
> *Darse cuenta de que no les falta nada.»*
> *(Mike Dooley)*

La gratitud nos permite instaurar y conservar una energía positiva. Las energías negativas, o sucesos inesperados y desagradables, pueden manifestarse a cada instante de nuestra vida, así que conservar la gratitud en un segundo plano nos permite concentrarnos en lo positivo.

Es primordial sentir una sincera gratitud por todo lo que ya tenemos, sobre todo si reconocemos que las auténticas necesidades no son tantas: alimentación, vestido y alojamiento. Pero podemos agradecer mucho más: salud, momentos y pensamientos positivos, la luz y el agua corriente, el bienestar que se deriva de nuestro actual estado de confort... Vale la pena ser agradecidos por todo. Por este día. Ahora.

El Universo sonríe con nosotros. Como nos recuerda Mike Dooley:

«¿Te das cuenta de que todos, absolutamente todos en este planeta (oficinistas gruñones, niños peleones, parejas volubles, extremistas, personas malcaradas…) piensan que están obrando de la mejor manera posible? Entonces, ¿cómo te comunicas con alguien que cree que lo está haciendo lo mejor posible? Un momento: ¿Cómo pueden comunicarse contigo los demás?». Y añade: «Si te cuesta… es porque te has olvidado de algo». Más aún: «No subestimes nunca al Universo».

Si a pesar de todo persiste la insatisfacción, si siempre queremos más sin querer ver lo que ya tenemos, entonces corremos el riesgo de condenarnos a un estancamiento que reducirá nuestra calidad vital. Para evitarlo pondremos en marcha la tarea de borrar las memorias erróneas del capítulo siguiente. Hemos de «hacer limpieza» porque es así como funciona el Universo y, por ello, se incluye el agradecimiento en sus cuatro frases.

Disfrutar el momento

Siéntete agradecido por la cama donde descansas, el techo y las paredes que te protegen, el suelo por donde caminas, el agua que bebes y con la que te bañas, el jabón y tu cepillo de dientes, la ropa que te viste, el trabajo que te da sustento, los amigos que te acompañan. Sé agradecido de tener una silla y una mesa donde comer y de tener alimento. Sé agradecido por tu música favorita y por las películas que te hacen sentir bien. Sé agradecido por el teléfono que te conecta con la gente y por la electricidad con la que funciona casi todo.

Sé agradecido por tu mascota, por tu hijo, por tus seres queridos, por los ojos que te permiten leer esto. Sé agradecido por tu imaginación y por poder pensar y hablar. Sé agradecido por poder reír y sonreír. Sé agradecido por respirar. Sé agradecido por ser como eres.

Cuanto más practiques la gratitud, más profundamente la sentirás en tu corazón, y ya hemos visto que la profundidad del sentimiento es la clave. Para entender el poder y la magia de la gratitud, tienes que experimentarlo por ti mismo.

A medida que practiques la gratitud todos los días, no pasará mucho tiempo antes de que la gratitud sea tu estado natural del ser y, cuando esto suceda, habrás desbloqueado uno de los mayores secretos vitales. Además de que cuando das las gracias… ¡te sientes bien!

El ladrón y el corazón

Uno de los mayores ladrones de felicidad humana y de abundancia es la ingratitud. Cualquier carencia en nuestras vidas (ya sea en dinero, salud o relaciones) es simplemente la evidencia de una falta de gratitud. Y si te enfocas en lo que falta no estás siendo agradecido, por lo que atraerás más carencia a tu vida.

La verdadera gratitud viene del corazón. Debes pensar en términos de gratitud a través del corazón, hablar de gratitud a través del corazón y sentirlo intensamente en tu corazón. A medida que lo practiques, atraerás más pensamientos y sentimientos de gratitud y, a medida que agradezcas tu camino, abrirás el canal de recepción más poderoso en tu interior.

Ejercicio de gratitud

- Ponte una mano en el pecho y cierra los ojos.
- Respira hondo tres veces.
- Visualiza cinco cosas, situaciones o personas por las que estás agradecido.
- Ahora, deja de leer... y ¡hazlo!

…

¿Cómo ha ido? ¿No se te ha dibujado automáticamente una sonrisa en la cara? ¿No has sentido un momento de calma y felicidad? Claro que sí, por eso es tan importante la gratitud. Dar las gracias cada día, cuando nos despertamos, es una buena costumbre, así como por cada pequeña cosa que vayamos encontrando a lo largo del día. Y, finalmente, antes de ir a dormir recuerda todos los hechos del día por los cuales te sientes agradecido.

Si lo practicas con constancia, tu vida no podrá más que mejorar y acelerar la atracción de aquello que deseas. En el libro La magia, Rhonda Byrne (autora de El Secreto) nos propone un ejercicio práctico a lo largo de 28 días para ayudarnos a incorporar la gratitud en nuestras vidas.

Aprecio y gratitud

«Si quieres ser rico, da. Piensa en todo lo que has recibido hasta ahora.
Pues cuando hayas dado todo lo que has recibido, todavía no has dado nada.
Es matemático, ¿verdad?»
(VICENTE FERRER).

«Un solo pensamiento de gratitud hacia el cielo es la oración más perfecta.»
(GOTTHOLD EPHRAIM LESSING)

Las expresiones de agradecimiento son uno de los caminos más rápidos para alcanzar nuestras metas. La gratitud no es solo un sentimiento, sino toda una ley: «La acción y la reacción son y están siempre iguales y en direcciones opuestas». Sentir agradecimiento sincero por lo que ya tienes atrae automáticamente y sin esfuerzo más bienestar a tu vida. Por eso, insistimos, es tan importante que comiences desde ahora a valorar y reconocer todo lo que ya has recibido.

Annice Booth nos recuerda que «la gratitud es la llave con la que podemos abrir la puerta cerrada de la conciencia y despejar el camino para así recibir la abundancia que se nos ofrece». Y el ho'oponopono nos dice también que emociones como los celos, el resentimiento o la insatisfacción no hacen más que impedir que lo que anhelas para tu vida llegue a ti, bloqueando el camino hacia la prosperidad y la abundancia.

Recuerda alguna vez que hayas hecho algo importante por alguien, o cuando diste un regalo y esa persona se sintió realmente agradecida. Recuerda también cómo te sentiste tú; tal vez te sentiste tan bien que quisiste hacer algo más por esa persona (¿quién no quiere experimentar sentimientos de aprecio?). El Universo, la fuente de toda abundancia, trabaja de la misma manera.

Ante todo, agradecer

Cuando expresas gratitud por lo que ya has recibido y por cosas que te gustaría tener como si ya las hubieras recibido, creas en ti una fuerza magnética que atrae hacia ti esas cosas. El Universo se regocija y se alegra de proveerte de eso que aprecias, deseoso de cumplir los deseos de tu corazón, igual a como tú te sientes cuando haces un regalo a alguien que lo aprecia.

Cuando expresas gratitud te abres al flujo de la abundancia ilimitada, ya que aquélla funciona junto con la ley universal de la multiplicación y aquello por lo que te sientas agradecido se multiplicará en tu vida. La multiplicación de panes y peces que aparece en el relato bíblico se corresponde con este mismo principio.

Cuanto más agradecido te sientas por lo que forma parte de tu vida, más te alinearás con la fuente de la abundancia, así que haz una lista de cosas y personas que hayas recibido en el pasado y por las que te sientes agradecido, y mientras lo haces, permítete sentir gratitud por ellas. Deja esta lista cerca de ti y agrega cosas cada día; léela en la mañana al despertar y/o en la noche antes de acostarte; verás cómo pronto añadirás a la lista las nuevas cosas que recibirás.

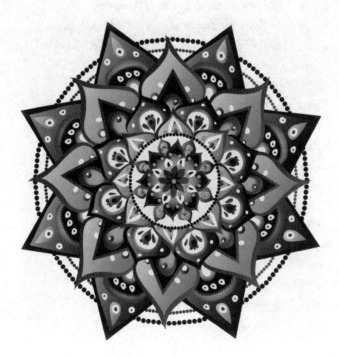

En resumen. Algunas leyes invisibles:

- La ley de la atracción
  El poder del pensamiento. Universo sin límites.
  Antes de practicar. El mapa del tesoro.
- Cómo aplicar la ley de la atracción
  Para que funcione. Superar los límites.
  Despreocúpate del cómo. Mucha humildad.
  Rechazar lo que no quieres. Evitar las fuentes
  de negatividad.
- El ho'oponopono y las leyes invisibles.
- Ley de la manifestación
  El universo nos entrega nuestras manifestaciones. Tiempo.
  Resistencias. Belleza a cualquier tamaño. Sin contradicciones.
  La casualidad no es casual. Un poco más de atención. Co-creación.
- Siete leyes de la manifestación
  1. Ley de la Naturaleza. 2. Ley de la Armonía.
  3. Ley de la Correspondencia. 4. Ley del Aprendizaje.
  5. Ley de la Polaridad. 6. Ley de la Resonancia. 7. Ley del Amor.
- Fluir
  Salir del círculo. Cómo nos llenamos de problemas.
- Técnica de la manifestación instantánea
  Ejercicio de autodescubrimiento. Técnica avanzada de
  manifestación instantánea. Lista de características.
- La ley de la aceptación
  Dejar a los demás que sean como son. Juzgando a los demás.
  Siempre funciona. La paciencia. Soltar lastre.
- La ley de la gratitud
  Revertir la energía negativa. Prosperidad.
- Conservar energía positiva
  Disfrutar el momento. El ladrón y el corazón.
  Ejercicio de gratitud. Aprecio y gratitud.
- Ante todo, agradecer.

Tercera parte

Borrar las memorias erróneas

El perdón

> *«El perdón es algo muy curioso: calienta el corazón y refresca la herida.»*
> (ANÓNIMO)

El perdón es un elemento de salud y liberación profunda. El camino para aprender a amar se hace «perdonando», pues quien quiere crecer en el amor lo logra viviendo en el perdón. La persona que realmente se libera es quien perdona, echando fuera de su alma cualquier rencor y venganza, que solo le envilecen y consumen. Perdonar a pesar de tener razón y justificaciones para no hacerlo. Perdonar cuando te han ofendido y humillado; así se manifiesta la grandeza del corazón.

Además de las programaciones que recibimos en la infancia, en nuestro entorno familiar, escuela y sociedad también adoptamos muchas otras cosas como ciertas. Estas creencias se instalan en nuestro cerebro y forjan nuestra personalidad, en un marco cada vez más definido y que restringe nuestra libertad con una serie de limitaciones. Es entonces cuando, creyendo que somos unos incompetentes y que nunca alcanzaremos nuestros sueños, debemos coger confianza en nosotros mismos y superar esos límites.

Por otro lado, las heridas del pasado han forjado nuestro carácter y generado emociones destructivas como la duda, el miedo o la cólera que se

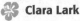

siguen alimentando y, como ya hemos visto, atrayendo situaciones similares en nuestro entorno: violencia conyugal, alcohol, deslealtades, dificultades financieras, imposibilidad de crear o concretar proyectos, etc.

Huellas indelebles
El reflejo de estas emociones negativas en nuestra realidad es un hecho lógico. Y cuando llega ese día creemos que, ocultando las heridas, el problema está resuelto, lo que resulta un grave error.

Las memorias del pasado se convierten en huellas indelebles dentro de nuestro cerebro y pueden reaparecer si se ponen en marcha mecanismos o situaciones similares. Un simple color u olor pueden disparar la memoria y nuestra reacción resultar desmedida.

Respirar
Se dice que en una de sus acciones artísticas, la joven Yoko Ono repartía unas tarjetas chocantes para la época. Había alguna que, agujereada, tenía la inscripción «Agujero para ver el cielo a través de él» y alguna otra que simplemente decía: «Respira».

Aunque no entiendas todo lo que ocurre a tu alrededor ni en tu mundo interior, basta con que tomes conciencia de tu respiración. Mientras inspiras, imagina cómo es atraída la conciencia universal hacia el centro de tu ser simultáneamente y desde todas las direcciones. La respiración consciente es agradecimiento y nos ayuda a ver lo positivo, aun en medio de conflictos y luchas.

Ejercicio sobre creencias
Toma lápiz y papel, y completa las afirmaciones que siguen con tus propias palabras. Podrás evaluar el cuadro que has establecido y aceptado para tu vida.

«Esto no es para mí.»
«No voy a llegar jamás.»
«Tengo miedo de…»
«Creo que…»

Esta lista de creencias es básica para tomar conciencia de los límites que encuadran tu vida y por qué estás viviendo una determinada situación (personal, familiar, profesional, financiera, amorosa…).

Recordar y olvidar. El Dhammapada

Recordemos el inicio de los versos gemelos del Dhammapada, un texto de más de 2.300 años de antigüedad que contiene parte de las esencias de la enseñanza budista:

■ La mente es la precursora de todos los estados. La mente es su fundamento y todos ellos son creados por la mente. Si uno habla o actúa con una mente impura, entonces el sufrimiento le sigue del mismo modo que la rueda sigue a la pezuña del buey.

■ La mente es la precursora de todos los estados. La mente es su fundamento y todos ellos son creados por la mente. Si uno habla o actúa con una mente pura, entonces la felicidad le sigue como una sombra que nunca le abandona.

■ «Me maltrató, me golpeó, me derrotó, me venció»: quienes albergan tales pensamientos no se liberarán jamás del odio.

■ «Me maltrató, me golpeó, me derrotó, me venció»: quienes no albergan tales pensamientos se liberarán del odio.

■ En este mundo, el odio nunca cesa a través del odio; solo cesa a través del amor. Ésta es una ley eterna.

La mejor medicina

Perdonando puedes liberarte (incluso de forma total) de todas esas creencias limitantes que tienes tan bien fijadas en tu mente. En este caso no vas a actuar perdonando a tu padre o madre, sino que se trata de una auténtica liberación: ¡se trata de que te perdones a ti mismo!

Por otra parte, el perdón forma parte de la mayoría de tradiciones religiosas. Una de las cosas que más sorprenden al descubrir el ho'oponopono es la asombrosa facilidad que tiene de encajar con todas las creencias. Junto a grandes dosis de sentido común, solo nos pide que confiemos en el poder del Universo y que nos preparemos para poder expresarlo en nosotros mismos.

Los requerimientos, sea con el perdón o sea con el borrado de memorias erróneas, recuerdan un poco la observación sobre la ciencia y el arte de la medicina: «En caso de enfermedad, el médico prescribe un tratamiento para que permitamos que la Naturaleza haga su trabajo en nuestro organismo».

Permitamos de forma similar, es decir, preparándonos bien, que el Universo haga su trabajo en nosotros mismos. El conjunto de enseñanzas del ho'oponopono es muy simple y podemos considerarlo también como esta «medicina» tan milagrosamente útil. Se trata de perdonar completamente, sin resentimiento ni cólera algunos. Ahora bien, ¿cómo perdonar aquello que nos ha hecho tanto daño?

El ho'oponopono puede ser de gran ayuda: si se tiene acceso al perdón, este método nos llevará a él sin esfuerzo, dado que genera transformaciones que apaciguan nuestras relaciones con el entorno: pasamos a desear lo mejor a nuestros peores enemigos, es decir, lo mismo que queremos para nosotros. Este hecho forma parte del proceso de limpieza de nuestros sentimientos y emociones, pues cuando se llega a desear lo mejor a quienes fueron enemigos, nuestra vida entera se transforma.

Borrando las memorias erróneas

Ego o esencia

Aquí nos encontramos con una elección a veces realmente difícil: vivir con arreglo a nuestro ego, ligado al sistema de creencias en el que nos desenvolvemos (vivir a través del exterior), o bien con arreglo a la propia alma, profundizando en el interior y sin dejarse llevar por la apariencia, por la vida en el reino encantado de Maya («la ilusión», según la tradición hindú).

Solemos actuar más en relación a nuestro ego y miedos inconscientes y externos, que a nuestra identidad interior. Y, muy a menudo, ni siquiera vemos esta elección porque vivimos en una hermosa jaula dorada que nos hace creer que, más allá de esos invisibles barrotes, no existe nada más. Si aceptamos esta realidad como la única posible, estaremos dejando de lado la posibilidad ser, sentir y vivir independientemente del sistema que nos envuelve, lo que representa un desafío enorme porque afecta a las ataduras de la dependencia. Así pues, una buena parte de la tarea consiste en encontrar nuestra independencia y poder creador, y el ho'oponopono es una buena herramienta, como también lo es la respiración, (ver capítulo 4).

Ejercicio de control de la respiración

Practicando ejercicios de control de la respiración no solo se consigue respirar de manera más profunda y regular. Al hacerlo hay que concentrarse en levantar el abdomen al inspirar y llenar de aire, de forma consciente, la parte inferior, media y superior de los pulmones.

Al soltar el aire se debe contraer el diafragma como si fuera un fuelle, acercándolo a la espina dorsal, y vaciar los pulmones por completo.

Aprieta la ventana derecha de la nariz con el pulgar derecho y respira por la ventana izquierda contando hasta ocho. Luego, cierra con el índice la ventana izquierda y contén la respiración contando de nuevo hasta ocho. Quita el pulgar de la ventana derecha y suelta el aire mientras cuentas hasta ocho y mantén el índice en la ventana izquierda. Finalmente, comienza a respirar de nuevo por la ventana derecha haciendo el ejercicio al revés. Repite el ejercicio cinco veces.

Fosas nasales

La tradición del Yoga distingue numerosos conductos (los «nadis») por los que circula la energía vital. Entre todos ellos, los yoguis atribuyen una importancia esencial a nuestras dos fosas nasales, de las cuales «Ida» es el conducto cuyo origen está en la fosa izquierda, y «pingala», su homónimo derecho.

Ida, de características lunares, es refrescante, en tanto que pingala, de naturaleza solar, tiene a su cargo la calefacción del organismo. Según la hora del día es conveniente ejercitarse en la respiración de una u otra fosa. Tan importante parece este ritmo respiratorio, que los budistas atribuyen la siguiente máxima a uno de los más grandes maestros vivos: «La boca es horizontal, la nariz vertical. Eso es todo el zen».

La palabra «angustia» está, según los lingüistas, en relación directa con «angosto», «estrecho». Inversamente, la alegría vital, la expansividad, depende de un diafragma elástico y, sobre todo, de un corazón valiente, íntegro y capaz de sacar el mejor partido del aire que absorben los pulmones y lleno de coraje para aceptar lo que se espira, lo que se va, lo que no volverá jamás.

Sentir la respiración

En el cristianismo se reconoce la estructura trinitaria del ser humano: «Y en todo vuestro ser, espíritu (pneuma), alma (psique) y cuerpo (soma)». Una trinidad que está en perfecta consonancia con la triple ley orgánica que regula nuestra fisiología: anabolismo, metabolismo y catabolismo. Que la actividad psíquica o del alma está relacionada con el metabolismo lo saben muy bien los psicólogos, por ello alma, respiración y pensamiento dependen uno de otro.

Respiración abdominal

Para los chinos la mejor respiración es la abdominal o «embrionaria». Mientras que la respiración occidental tiende a un despliegue de la caja torácica, la respiración oriental de tipo abdominal hace trabajar el diafragma. Como ocurre que este órgano, descendiendo en cada inspiración y subiendo en cada espiración, permite obtener un aligeramiento del trabajo torácico, el gasto de energía es menor y la percepción del mundo se hace más profunda. Si se piensa que la inspiración es yin, y la espiración yang, se constatará una vez más la cualidad «inspiradora» del pulmón y «expresiva» del corazón.

Alma y respiración

Dice el escritor Mario Satz: «Nuestro cuerpo no tendría vida si el alma no lo animara. Un principio hermético reza: "Uno el Todo", es decir, que lo viviente procede de un mismo origen. El afuera es responsable del adentro pero, a su vez, el adentro, el corazón humano, lo es de la salud del mundo. Recuperar la dimensión respiratoria del alma equivale a combatir lo angosto con lo dilatado, el absurdo con sentido».

En la India se practica el pranayama o arte-de-saber-respirar desde la más remota Antigüedad. El sabio Patanjali sostenía que: «La respiración en pranayama tiene por objetivo la modificación de los movimientos inspiratorios y espiratorios normales» para provocar saltos cuánticos cuyos efectos en la conciencia ordinaria se dejen sentir, al cabo de un tiempo, como verdaderas conquistas luminosas, de manera que (y Patanjali no fue el primero ni el último en pensarlo así) nuestro desarrollo espiritual está estrechamente ligado a nuestra respiración; por ello, educando el ritmo respiratorio se puede liberar la conciencia de sus propios límites.

Alma y espíritu
Existe mucha confusión entre los términos «alma» y «espíritu». En tanto que el espíritu es inmortal, el alma es mudable y, por tanto, perecedera. Podríamos establecer el símil del cuerpo como polvo que vuelve a la tierra, el espíritu como aquello que «regresa al Universo» en un viaje de «retorno a casa» y, entre ambos, el alma.

Un monje ortodoxo griego del siglo xiii anotó: «En cuanto a ti, según te he dicho (aconseja a su discípulo), siéntate, reconcentra tu espíritu, introdúcelo en las fosas nasales, pues ése es el camino que toma el hálito para ir al corazón. Impúlsalo luego y fuérzalo a descender a tu corazón junto con el aire que inspiras. Y cuando esté allí verás la dicha que resulta: no tendrás nada que lamentar. Y así, como la persona que vuelve a casa después de una larga ausencia, es posible experimentar la misma alegría de quien se reencuentra con su familia. De este modo, cuando el espíritu se ha unido al alma, desborda de una alegría y deleite inefables».

La vía de la inspiración
Un equipaje de experiencias
Desde el comienzo de estos textos hemos aprendido o confirmado datos importantes sobre el Universo que nos rodea y el estado de nuestra relación con él. Esperamos que los lectores vayan descubriendo los fascinantes y numerosos lazos energéticos que se utilizan para conectar con el entorno, creando a menudo resistencias y bloqueos en vez de ligereza y fluidez.

Llegamos a la vida con un equipaje que aumenta y se alimenta sin cesar de los pensamientos y creencias de nuestro entorno más próximo, familia y escuela, sin olvidar una gran «nube» asociada a la memoria colectiva. De esta forma, cada uno de nosotros forja su personalidad a través de todas estas informaciones que recorren nuestro periplo vital, y nuestro equipaje se vuelve voluminoso pero básicamente diferente para cada uno de nosotros, con un solo punto en común: ¡este equipaje somos nosotros mismos!

Y el problema es que nuestra existencia está atada a este equipaje formado a base de creencias familiares y colectivas, de pensamientos ligados a estas creencias y de toda una programación inconsciente enlazada al linaje familiar. Todo ello lo hemos escogido de forma inconsciente y no es fácil encontrarle sentido a la vida, pues funcionamos para satisfacer un equipaje que no es el nuestro. En este contexto el ser queda atrapado en el fondo y, aunque pueda mostrar algunos brotes, no puede aparecer y desarrollarse.

El ego dominante

El ego nos gobierna, tanto a nivel físico como mental, y basa toda su fuerza y existencia en nuestro equipaje. Por eso hoy día tantas personas se despiertan del estado de «piloto automático» guiado por el ego sin comprender el sentido de su vida ni las razones de sus actos.

Podemos encontrar abundantes ejemplos de ello, como cuando nos preguntamos por el sentido de un puesto de trabajo que se aleja de nuestros sueños para seguir los deseos familiares. Es una primera barrera en nuestras vidas que evita que nuestro ser pueda elevarse; una batalla entre el «yo soy lo que hago» y el «yo soy lo que soy». Nuestra sociedad, el inconsciente colectivo y nuestro ego sostienen la primera de estas afirmaciones y esta presión externa nos impide soltar, «dejar ir» lo que hacemos, porque nos aporta reconocimiento para poder llegar a ser nosotros mismos.

Tarea en perspectiva

Cansados de experiencias desafortunadas nos haremos preguntas «existenciales»: ¿por qué yo?, ¿qué estoy haciendo aquí?, ¿por qué todo esto? Deseamos que emerja lo más profundo de nosotros mismos y se nos presenta toda una tarea para liberarnos de la maquinaria que solo satisface al ego, por lo que de aquí en adelante habrá que escucharse atentamente en vez de satisfacer todo y a todos en nuestro entorno.

Seguir la inspiración para encontrar la esencia

¿Cuál es la diferencia entre la inspiración que viene de lo más profundo del ser y las ideas de la mente, el ego, que nos llevan a desear cosas una y otra vez? Las grandes ideas nacen de la inspiración, nos hacen vibrar y sabemos que son justas.

Liberando las memorias ligadas a nuestro ego y no a nuestra esencia, el ho'oponopono se convierte en una herramienta que nos permite reconectar con nuestra esencia, con lo que somos en lo más profundo. Y, poco a poco, encontramos un enlace con nuestra voz interior que nos enseña a dónde ir y cómo actuar a cualquier nivel; un proceso de soltar lastre cuyos beneficios superan lo imaginable.

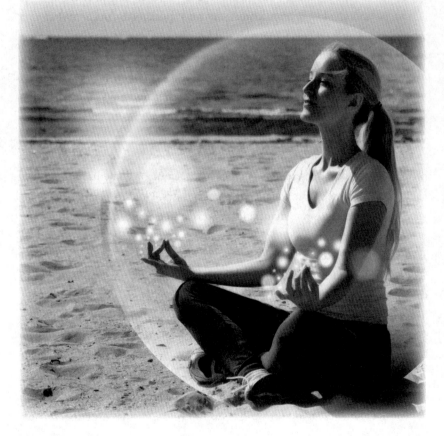

El proceso de limpieza

Utilizar el ho'oponopono significa responsabilizarte de tu propia vida, empezando con un proceso de limpieza que es posible gracias a las cuatro frases de las que ya hemos hablado: «Lo siento, perdóname, gracias, te amo».

¿Que es un mantra?

Como dijimos en el capítulo 2, los mantras son una serie de sonidos que poseen fuerza psicológica o espiritual. En las tradiciones religiosas orientales se suele utilizar un rosario llamado «mala» con el que recitar los mantras más conocidos, o bien un mantra personal. En el cristianismo occidental el rezo del rosario se utiliza, ante todo, para aquietar los vaivenes de la mente. En todo caso se repiten una y otra vez para que nos llenen con su energía.

Las palabras y los pensamientos son muy poderosos, pues envían una vibración y una frecuencia energética al Universo. Cuando alguien recita un mantra, se nutre también de esta frecuencia energética y por eso, en general, los mantras se repiten al menos tres veces, siendo lo ideal ciento ocho veces (el número de cuentas del rosario o «mala»); como en la tradición hindú del «japa yoga», que es una disciplina espiritual basada precisamente en la repetición del mantra.

En general, recitar el mantra del ho'oponopono, al menos tres veces, proporciona a todo nuestro ser y cuerpos físico, emocional, mental y espiritual, la energía que poseen estas cuatro palabras o frases. No es necesario contar las veces que repetiremos este mantra (¡mientras sean tres veces como mínimo!).

¿Por qué «lo siento»?

Conectamos aquí con la decisión de trabajar las memorias erróneas. No se trata de añadir una memoria de culpabilidad, sino de estar de acuerdo con el hecho de que somos creadores de nuestra propia vida, que es nuestra elección y nuestra responsabilidad de encarnación, es decir, que lo que vivimos está en línea directa con lo que acarreamos.

Según el ho'oponopono, la entente que tenemos con el Universo es un «acuerdo» que se concreta en nuestra misión vital, del alma, y para que aquél se produzca se ha escogido un karma (ver capítulo 2) y unas experiencias que transcender para alentar una reconexión con el ser. Así, toda nuestra vida es la que nos permite despegarnos del ego para elegir un camino guiado por la inspiración.

¿Por qué «el perdón»?

Pedimos aquí que el Universo perdone el hecho de haber creado esta situación, pero sobre todo, nos pedimos perdón a nosotros mismos por haber escogido este camino. La actuación del perdón nos permite deshacernos de las memorias erróneas dirigiéndonos a nuestra parte divina para soltar lastre, dejando el control del proceso «en otras manos» sabiendo que la liberación finalmente llegará.

En mi trabajo terapéutico de reconexión con la esencia, incluyo prácticas de reiki y sesiones de reprogramación ADN, según el método creado por Kishori Aird. Vamos a ver un poco en qué consisten.

Ho'oponopono y reiki

Podemos combinar el ho'oponopono con otras técnicas de sanación y desarrollo personal como el reiki. «Reiki» proviene de 'rei' (energía universal) y 'ki' (energía vital). Se trata de una técnica de canalización y transmisión de energía vital a través de la imposición de manos, que se utiliza para obtener paz y equilibrio en todos los niveles:

- **Físico:** dolencias, lesiones, metabolismo…
- **Mental:** hábitos dañinos, estrés, insomnio…
- **Emocional:** cuestiones sentimentales, agresividad, infelicidad…
- **Espiritual:** armonía, paz, equilibrio…

El reiki actúa en profundidad yendo a la raíz del problema físico o emocional, contribuyendo a que la emoción o el patrón de conducta que ha creado el desequilibrio se exprese y sea sanado. También ayuda en el desarrollo personal y la expansión de nuestra conciencia.

La terapia reiki pueden recibirla tanto los seres humanos (adultos sanos, enfermos, embarazadas, niños y bebés), como los animales y las plantas. Se basa en la tradición hindú de los chakras o centros de energía relacionados con los estados de salud de los seres humanos y se considera una terapia complementaria a la medicina convencional y las terapias psicológicas, reconocida por la Organización Mundial de la Salud (OMS).

Reiki en acción

El terapeuta actúa como canalizador de la energía universal y su objetivo es re-armonizar los planos físico, emocional, mental y espiritual que estén bloqueados o enfermos. En la práctica se considera altamente recomendable una sesión de Reiki antes y/o después de una operación.

La eficacia del practicante como terapeuta depende del porcentaje de responsabilidad sobre los trastornos o dolencias del paciente que está dispuesto a asumir. Recordemos que somos responsables de todo lo que llega a nuestra realidad y repetírselo a uno mismo no es suficiente; hay que tener la convicción profunda y arraigada a nivel de la mente subconsciente.

A través del reiki, el terapeuta (conectado con la fuente y canalizando aspectos de lo divino) dialogará con la mente subconsciente para iniciar el proceso de limpieza de todas las memorias compartidas con el paciente, de todas las memorias erróneas que han creado su realidad. El practicante debe hablar mentalmente con el paciente: «Te pido perdón por mis pensamientos erróneos que hacen que yo te vea como cualquier cosa que no sea un ser perfecto de Luz. Te amo». Alterna el diálogo con la mente subconsciente (pidiéndole la conexión y el trabajo con la fuente) y con el paciente (pedir perdón).

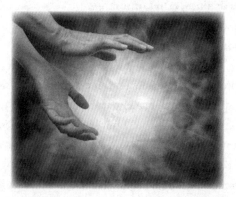

Reprogramación ADN.
Integración de la polaridad negativa

Vibrar con la frecuencia de nuestra esencia auténtica. La visión de Kishori Aid.

Pensamientos

Actualmente nos encontramos en el punto de transición entre dos épocas: por un lado estamos desesperados por la violencia y los cataclismos ecológicos que se propagan en nuestro planeta y, por otro, nos sentimos estimulados por las incesantes innovaciones y los nuevos modelos biológicos y físicos. Nuestro pensamiento colectivo se hace permeable a conceptos totalmente inusuales.

Vivimos en una época que hace pensar que incluso la «verdad» puede volver a definirse. Todas las ramas de la ciencia nos lo enseñan y, en primer lugar, la física cuántica, que dice que la materia que creíamos sólida no lo es y que la realidad concreta está determinada por nuestros pensamientos.

Materia y energía

Tras la teoría de las supercuerdas, que da una nueva definición de la naturaleza de la materia en función de su índice vibratorio, de repente la genética modifica a su vez su modelo básico. En efecto, cincuenta años después de su descubrimiento, el ADN se nos muestra ahora como una red de reacciones dinámicas secuenciales, animadas e influenciadas por su entorno.

La dinámica de la vida es interrelacional. Un gen X que se active durante el tiempo suficiente podrá desencadenar un gen Y, y esta activación de XY provocará la activación de Z. El acoplamiento o engranaje de las reacciones del sistema genético rompe el concepto del orden establecido por Watson y Crick en 1953. A semejanza de la física cuántica que, gracias a la ley de las supercuerdas, ha demostrado que la materia ya no se define en función de sus componentes químicos, sino más bien en función de la frecuencia y de la intensidad del índice vibratorio de sus elementos, la existencia puede percibirse en función del índice vibratorio (de la frecuencia) de una red de probabilidades, que se entrecruzan e interactúan entre sí. Las frecuencias de unas y otras se repelen y se atraen, y nosotros vibramos simultáneamente en una red que se modifica continuamente según las frecuencias emitidas.

La gran transformación. Ha llegado el momento de transformar los viejos modelos en los que se basan nuestros programas genéticos humanos. Vivimos en una época en la que debemos apropiarnos de nuevo de la herencia colectiva que reside en el centro de cada una de las células de nuestro cuerpo, y todo indica que las circunstancias planetarias actuales son propicias para ello.

Ya sabemos que nuestras actitudes mentales y emocionales influencian nuestra salud y evolución, por tanto, también podemos cambiar los programas que nos gobiernan, convirtiéndonos en participantes conscientes, en «innovadores imaginativos».

El «punto cero»

Ha llegado el momento de encontrar nuestro «poder esencial» y terminar con la polarización inherente a la dualidad. Esta polarización sobreentiende que, cuando creo únicamente a partir de la luz, genero forzosamente una fuerza negativa en otra parte. Hemos llegado a la etapa de nuestra evolución en la que debemos integrar estas dos polaridades tomando partido por una u otra polaridad, e ir más allá de la polaridad positiva (la luz) y de la negativa (la sombra). La coexistencia de las polaridades opuestas es lo que llamamos «punto cero» espiritual, una experiencia magnética en la que acogemos simultáneamente los aspectos negativos y positivos de nuestras experiencias.

Para entenderlo mejor pensemos en el tai chi, una disciplina donde todo el cuerpo fluye y está en movimiento. Olvidemos por un momento a la persona practicante y sigamos el recorrido de sus manos; sumerjámonos en su danza fluida y elegante. Es así como se puede representar el punto cero: como dos polaridades en movimiento que se comunican entre sí y se equilibran sin que ninguna de ellas predomine.

Imaginemos que una de las manos decidiera bruscamente tomar el control y se inmovilizara, o decidiera moverse independientemente de su compañera. La fluidez se terminaría, se escaparía el equilibrio y la gracia, y el movimiento acabaría por paralizarse. Esto significa estar polarizado: la mano que toma el control, como una polaridad predominante, interrumpe la coreografía y la corriente no se restablece hasta que las dos manos interactúen de nuevo.

Dudas, miedos, bloqueos

Todos tenemos momentos en que nos paralizamos y ello se debe a un programa inconsciente que se activa, normalmente, cuando el proceso por el que pasamos está polarizado por la vergüenza o el miedo. Entonces, la única manera de ponernos de nuevo en movimiento es uniendo esas emociones con su polaridad, por ejemplo, la confianza en uno mismo.

Incluso si vivimos en un mundo polarizado, podemos seguir fluyendo gracias a la coexistencia del punto cero. Podemos unificar nuestras intenciones y peticiones, y vivir en el estado de amor del punto cero.

Más allá de la dualidad

El estado de amor se sitúa más allá de las polaridades positiva y negativa. En este estado el bien y el mal, la luz y la sombra, lo bueno y lo malo, y cualquier otra manifestación de la dualidad coexisten en un punto de equilibrio que llamamos punto cero, que no es un estado neutro ni estático, sino multidimensional, en continuo movimiento y mantenido en un espacio que cambia continuamente.

Si el punto cero está constantemente en movimiento, es que la fuerza positiva de la luz y la fuerza negativa de la sombra cohabitan en él sin anularse, a pesar de sus polaridades. Equilibrando las dos polaridades, elegimos vivir en la compasión y el amor, y por tanto, crearemos una vida armónica.

El momento es ahora

Estamos preparados para integrar las polaridades y crear una nueva realidad basada en el estado de amor en el punto cero, porque ya hemos experimentado muchas veces el desequilibrio entre ellas. Si salimos del estado de amor del punto cero, estamos polarizados, ya sea en el bien o en el mal, en la luz o en la sombra, etc. Ahora bien, ¿qué sucede cuando realizamos una tarea, un proyecto o una actividad en este estado? Pues que creamos su opuesto al mismo tiempo.

Por supuesto, nuestras acciones polarizadas pueden conducirnos al resultado deseado, pero si miramos más de cerca veremos que nuestro proyecto ha exigido más tiempo, energía y estrés de lo necesario. También es posible que el resultado final, aunque aceptable, no sea apropiado para nuestra situación personal, pero como este proyecto está polarizado y, por tanto, sometido a la ley de la retroacción creará automáticamente su contrapartida o manifestación contraria a nivel energético.

Romper el círculo

En este modelo de psicología humanista se propone un camino diferente y menos radical al ho'oponopono para salir de este círculo infernal. Consiste en acoger las cargas negativas, utilizarlas e integrarlas para que se conviertan en polos de un imán que atraiga a nuestra vida lo que necesitamos.

Se puede ver el punto cero como un punto imaginario en medio de una línea recta que implica una polaridad negativa en un extremo y una positiva en el otro. Y también tenemos la imagen de la esfera. En el punto cero, la fuerza positiva se revela óptima en razón de su potencial puesto en acción por la presencia de la fuerza negativa correspondiente, manteniéndose ambas en perfecto equilibrio, por tanto, vamos a imaginar que dos fuerzas opuestas puedan coexistir en el mismo espacio sin unificarse, como los dos polos de un imán.

Cuando ahora utilicemos la carga magnética de una emoción que en otro momento hayamos sentido como inquietante y debilitadora para crear lo que queremos en el punto cero, ya no veremos esa carga negativa como algo contra lo que tengamos que luchar, sino como una fuerza creativa.

En realidad, y al igual que en física cuántica, esta técnica explicaría justamente una parte de la tarea del Universo, de todos nosotros, en el ho'oponopono; por eso son tan importantes los procesos de limpieza y borrado de memorias erróneas del ho'oponopono. Ahora bien, es necesario que la confianza en el Universo sea tal que permita convertirnos en personas realmente libres del miedo.

Técnica «punto cero»

Aunque el ho'oponopono es sencillo no siempre es fácil de poner en marcha y, en estos casos, como paso previo al gran salto que supone, algunas personas pueden utilizarlo bajo un estado de comodidad y bienestar que exige muy poco esfuerzo. La clave consiste en observar lo que ocurre si se elige intencionadamente estar en el punto cero. De repente, la tensión interior se disuelve y aparece una energía inusitada y armónica; simplemente se permite que coexistan las dos emociones en el mismo espacio como lo hacen los dos polos de un imán para crear un campo magnético que puede sentirse. El campo creado por la coexistencia de dos fuerzas opuestas es la vibración del punto cero.

Hagamos una prueba y tomemos uno de nuestros miedos, como el no sentirnos nunca seguros porque pensamos que no tenemos derecho a ello. Permitámonos sentir este miedo a la vez que resistimos la tentación de rechazarlo. En este espacio exiguo podemos hacer que vibren simultáneamente un sentimiento de expansión y otro de seguridad. Podemos hacer que vibren la sombra en la luz y la luz en la sombra, manteniendo la tensión de estas fuerzas contrarias hasta que sentimos que nuestros límites se disuelven y experimentaremos un mayor bienestar que si estuviéramos polarizados.

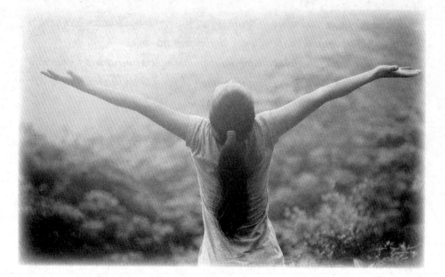

Ejercicio sobre la culpabilidad a partir de una palabra

■ *Etapa 1. Toma una situación reciente e intenta comprender por qué has empleado esa palabra o frase, y hazte estas preguntas:*
- ¿Qué energía has utilizado pronunciando esta palabra?
- ¿Cómo la has expresado según tu punto de vista?
- ¿Cómo la has expresado según la otra persona?
No se trata de reproche o culpabilidad, sino de analizar clara y objetivamente la situación.

■ *Etapa 2. Haz lo mismo con las palabras que utilizas a menudo en la vida cotidiana.*
¿Dices, por ejemplo, «estoy harto, esto es un infierno», «ahora no puedo», «esto no funciona», «cómo aborrezco que...», «tú no comprendes nada», etc.?
La idea consiste en tomar conciencia de que las palabras que utilizas son un reflejo de ti mismo, y de lo que quieres (o no) reconocer. Esta toma de conciencia te va a permitir que expulses las palabras más destructoras, que son nefastas ante todo para ti mismo y tu vida cotidiana.
Si te sientes culpable, procura comprender lo que te reprochas; eso te ayudará a perdonar también al otro.

■ *Etapa 3. Toma cualquier instante de calma, respira y deja que venga a ti todo lo que reprochas, ya sea cólera o cualquier otra cosa.*
Desde este instante, puedes utilizar el ho'oponopono para liberar los sentimientos de culpabilidad que sientes hacia ti mismo y dejar que un sentimiento de paz te invada progresivamente.

Por qué «Gracias»

Hemos evocado ya largamente la ley de la gratitud. En efecto, es indispensable agradecer todas las experiencias que se presentan y todas las memorias que resurgen con el propósito de limpiarlas y liberarte.

En adelante, si se te cruza una situación o persona desagradable, o bien hay falta de fluidez, ya no es cuestión de lamentarse. ¿Por qué no ver en esta persona o situación una oportunidad de liberar «lo que debe ser» para que simplemente pueda «ser»? Ahí estaremos practicando la gratitud.

Agradecer también nos hace tomar conciencia de nuestras memorias erróneas y liberamos; por eso la palabra «gracias» forma parte de este mantra tan poderoso.

Liberación con amor

No es necesario insistir en que ninguna herramienta para el desarrollo y la liberación personal podrá tener eficacia alguna si seguimos instalados en el rencor, el resentimiento o la cólera. Somos nosotros quienes podemos decidir perdonar totalmente, lo cual debe hacerse desde el amor y la compasión.

Las cuatro palabras que recitamos a modo de mantra en el ho'oponopono son eficaces de todas formas, pero cuanta más conciencia pongamos en la tarea mejor será el resultado.

Beneficios del ho'oponopono

Apertura de posibilidades

La práctica de ho'oponopono puede cambiar nuestra vida generando un proceso de transmutación y transformación. Al principio del proceso uno puede tener la impresión de perder el control, cuando lo que ocurre en realidad es lo contrario: nos abrimos a la posibilidad establecer el propio poder creador a través de las palabras y la esencia, y no por el ego y las realizaciones consumadas.

El poder del ego ya no existe: nuestra relación con el Universo nos lo hará saber de una u otra forma. Comprendemos entonces que no controlamos el guión de nuestras vidas, sino que tenemos un inmenso poder creativo al abrirnos al campo de las infinitas posibilidades. Pero para que eso ocurra es necesario soltar lastre; dejar ir y aceptar lo que haya de venir.

Un nueva forma de pensar

Este proceso estimula una modificación total de nuestra forma de pensar, pues hasta ahí, considerábamos los sucesos vitales como independientes de nuestra voluntad.

Falsas acusaciones

No siempre tenemos conciencia de cambiar nuestros hábitos de pensamiento y de toma de responsabilidades: ¡es más sencillo y cómodo acusar a los demás! Eres tú, ha sido él... ¡pero nunca soy yo!

Nuestra manera de funcionar, todo lo que hemos conocido hasta ahora, debe transformarse, lo que no siempre es fácil porque aún pueden manifestarse guiones desagradables. ¿Cómo reaccionar? ¿Cómo aceptar, por ejemplo, que una persona nos agrede? Es probable que ese día tengamos esta agresividad en nosotros mismos, quizá sin exteriorizarse pero bien presente, y todo sigue el mismo esquema...

Soltar lastre

El otro elemento que la práctica del ho'oponopono va a transformar es nuestra actitud hacia dejar ir, soltar lastre; algo que parece fácil de recomendar pero difícil de seguir por uno mismo. Sabemos con certeza las dificultades que hay en soltar nuestros deseos y expectativas, lo cual pone de relieve nuestra necesidad de controlar todo lo que ocurre a nuestro alrededor.

El ho'oponopono nos invita a acoger lo desconocido gracias a ese «dejar ir». En efecto, delegamos nuestro poder y aceptamos que venga lo que haya de venir, pues tener confianza en el propio destino es nuestro desafío en esta encarnación. Y es esta calma total, como si estuviéramos entregando las llaves a otra persona, lo que se nos pide.

Uno decide resurgir y liberarse de todo lo que pueda desear, incluidos los temores, que aparecen porque hemos decidido «dejar actuar» a la fuerza del Universo sin que controlemos el resultado del proceso. Y eso es ir al revés de todas nuestras costumbres; sin embargo, es emocionante ser dueño del propio destino, tomar el control del propio ego, de los esquemas de pensamiento, de las creencias familiares y colectivas, de las programaciones... Ya no se trata de que seas el mejor, sino de ser aquello que puedes lograr, pues encerrado en un bucle infinito de límites infernales, ¿cómo encontrarías el poder si te ves obligado a correr para hacer tal o cual cosa, para obtener aprobación, amor o reconocimiento?

Un sistema equilibrado

Conviene tener conciencia del sistema en el que estamos presos para poder deshacernos de él. Primero hay que tomar conciencia y luego aceptar. Entonces surgen sucesivas resistencias ligadas a lo logrado y, por supuesto, al miedo: miedo a perder, a la escasez, al fracaso... El miedo, como cualquier otra energía negativa, comporta una potencia muy fuerte que es necesario dominar, algo poco probable una vez que se ha aceptado.

Aprovecha el impulso de la energía que has liberado para reconectar con tu esencia, tranquila y progresivamente, y luego a su inspiración; así puedes mantener una buena dinámica, empujada por una profunda inspiración. En resumen, trata de mantener el equilibrio en una única dirección: la que te libera de lo que deberías ser para permitirnos simplemente ser.

Respiración para calmar la mente

Inspira y aguanta la respiración al menos seis segundos. Espira. Repítelo al menos tres veces, hasta llegar a un estado de calma y tranquilidad.

Imagínate ahora en el interior de una gran burbuja. Siente cómo avanza, movida por la corriente, sin una especial resistencia. Siente tu pertenencia a este gran todo, pero sin ataduras bloqueantes. Haz que esta visualización dure varios minutos.

En resumen. Borrar las memorias erróneas:

- El perdón
  Huellas indelebles. Respirar. Ejercicio sobre creencias.
  Recordar y olvidar; el Dhammapada. La mejor medicina.
- Borrando las memorias erróneas
  Ego o esencia. Ejercicio de control de la respiración. Fosas nasales.
- Sentir la respiración
  El respirar abdominal. Alma y respiración. Alma y espíritu.
- La vía de la inspiración
  Un equipaje de experiencias. El ego dominante. Tarea en perspectiva.
  Seguir la inspiración para encontrar la esencia.
- El proceso de limpieza
  ¿Qué es un mantra? ¿Por qué «lo siento»? ¿Por qué «el perdón»?
- Ho'oponopono y reiki
  Reiki en acción.
- Reprogramación ADN. Integración de la polaridad negativa
  Pensamientos. Materia y energía. La gran transformación.
- El «punto cero»
  Dudas, miedos, bloqueos. Más allá de la dualidad.
  El momento es ahora. Romper el círculo. Técnica «punto cero».
  Ejercicio sobre la culpabilidad a partir de una palabra.
  Por qué «gracias». Liberación con amor.
- Beneficios del ho'oponopono
  Apertura de posibilidades. Una nueva forma de pensar.
  Falsas acusaciones. Soltar lastre. Un sistema equilibrado.
  Respiración para calmar la mente.

Ho'oponopono y la salud

Antes de abordar alguno de los detalles principales del proceso de limpieza del ho'oponopono, vamos a ver muy brevemente en qué consiste la Teoría del desdoblamiento, según la cual es posible cambiar nuestro propio futuro mediante las llamadas «aperturas temporales». La relación de esta teoría con los procesos de ho'oponopono se hace evidente.

El desdoblamiento y las aperturas temporales

> «El ser humano cree que lo que piensa es verdad».
> (SIVANANDA)

> «No tienes por qué creer todos los pensamientos que te llegan.
> Solo son pensamientos».
> (ECKHART TOLLE)

Publicadas entre 1998 y el 2006, las teorías de Jean-Pierre y Lucile Garnier Malet sobre el desdoblamiento del tiempo aportan muchas primicias científicas. También, y sobre todo, permiten explicar parte del mecanismo de la vida, de nuestros pensamientos y de cómo usar lo mejor posible intuiciones, instintos y premoniciones que este asombroso descubrimiento pone a nuestra disposición: «nosotros, como el tiempo, nos desdoblamos».

El padre de la teoría del desdoblamiento del tiempo es doctor en Física, especializado en mecánica de fluidos y a sus 70 años afirma: «tengo la certeza de que hay que pensar en los demás como nos gustaría que los demás pensaran en nosotros». En el año 2006, su revolucionaria teoría apareció en la revista *American Institute of Physics* de Nueva York, una respetada publicación cuyo comité científico la validó. Según esta teoría tenemos dos tiempos diferentes a la vez: un segundo en un tiempo consciente y miles de millones de segundos en otro tiempo imperceptible, en el que podemos hacer cosas cuya experiencia pasamos luego al tiempo consciente.

Jean-Pierre y Lucile han encontrado la mejor manera de usar la prodigiosa energía que nos ofrece el final del ciclo de desdoblamiento del tiempo, para obtener un equilibrio permanente. No vivimos un «fin de los tiempos» excepto en nuestra ignorancia, que es la que hace que tantas personas piensen, erróneamente, en un final del mundo y puedan crear, de esta manera y sin saberlo, toda clase de caos potenciales.

El «otro» funcionamiento del tiempo

Todos tenemos la síntesis instantánea de un análisis que hemos realizado en otro tiempo. Aunque no nos enteremos y aunque no tengamos la memoria de ello. En cada instante presente tenemos un tiempo imperceptible en el que fabricar un futuro potencial, que memorizamos y, en nuestro tiempo real, realizamos.

Tenemos la sensación de percibir un tiempo continuo. Sin embargo, tal como demuestran los diagnósticos por imágenes, en nuestro cerebro se imprimen solamente imágenes intermitentes. Entre dos instantes perceptibles siempre hay un instante imperceptible.

Es como en el cine, en donde solo vemos 24 imágenes por segundo. La número 25 no la vemos, es subliminal. En publicidad se ha utilizado ese tipo de imágenes para influir con éxito en nuestro comportamiento, y esto demuestra que lo subliminal es accesible a nuestra memoria.

A tamaño pequeño y a tamaño grande
El desdoblamiento del tiempo ha sido probado científicamente. Esta teoría
ha dado justificaciones tanto a escala de partículas y como a escala de sistema
solar.

El fenómeno del desdoblamiento del tiempo nos da como resultado la
persona que vive en el tiempo real y en el cuántico, un tiempo imperceptible
con varios estados potenciales: memoriza el mejor y se lo transmite a la que
vive en el tiempo real.

¿Nuestro otro yo cuántico crea nuestra realidad? Puede decirse que entre
el yo consciente y el yo cuántico se da un intercambio de información que
nos permite anticipar el presente a través de la memoria del futuro. En física
se llama hiperincursión.

Así que estamos desdoblados como la partícula. Y sabemos que, si
tenemos dos partículas desdobladas, ambas tienen la misma información al
mismo tiempo, porque los intercambios de energía de información utilizan
velocidades superiores a la velocidad de la luz.

El principio de los gemelos
En la década de 1920, Paul Langevin demostró que si un gemelo viajaba
a la velocidad de la luz, envejecía menos que el que se quedaba quieto. A
Langevin no le creyeron. Hubo que esperar 50 años: en 1970, gracias a los
relojes atómicos, se comprobó esa ley.

En ese tiempo imperceptible pasó mucho tiempo. Así que, si puedo
viajar a velocidades prodigiosas, un microsegundo se convierte en un día
entero. Cuando regreso, no sé si me he ido, puesto que he estado ausente un
microsegundo. Ahora bien, ¿quién es el que viaja?

Somos cuerpo y energía
Existe otra propiedad conocida en física: la dualidad de la materia; es decir,
una partícula es a la vez corpuscular (cuerpo) y ondulatoria (energía). Somos
a la vez cuerpo y energía, capaces de ir a buscar informaciones a velocidades
ondulatorias.

Cómo asimilamos esa información

En el sueño paradojal, cuando estamos más profundamente dormidos y tenemos nuestra máxima actividad cerebral, se da el intercambio entre el cuerpo energético y el corpuscular. Y es ese intercambio el que nos permite arreglar el futuro creado durante el día, lo que hace que al día siguiente nuestra memoria esté transformada.

El intercambio se realiza a través del agua del cuerpo. Ese intercambio de información permanente es el que crea el instinto de supervivencia y la intuición.

A través de nuestro pensamiento fabricamos potenciales. Si por ejemplo pienso en una catástrofe, ese potencial ya se inscribe en el futuro y puede sufrirla otra persona. De manera que la conclusión es: «No pienses en hacer a los demás lo que no quisieras que los demás pensaran en hacerte a ti». No es una ley moral ni filosófica, es una ley física.

Controlar el pensamiento

De día es muy difícil controlar el pensamiento. Pero justo antes de quedarnos dormidos tenemos un minuto, y basta con que durante ese minuto controlemos: esa es la manera de conectar con esa parte energética, llamémosla el doble, para pedirle que solucione los problemas. Ahí hay que dejar totalmente las riendas al otro; las noches están para eso. La noche no solo permite borrar potenciales no deseados, sino que también nos guía los pensamientos del día siguiente.

Nuestro doble no es el cuerpo astral del que a veces se habla. Es verdaderamente nuestro «yo», en otra dimensión.

Teoría del desdoblamiento. Una partícula y su horizonte

El horizonte de una partícula se convierte en partícula de un horizonte más grande. Los griegos sabían a ciencia cierta que existía un desdoblamiento de los tiempos debido a «aceleraciones sucesivas» de su transcurrir y que para vivir había que utilizar: un pasado - un presente - un futuro - ¡al mismo tiempo!

Así que imaginemos dos mundos idénticos que transcurren a diferente velocidad, uno más lento y el otro más rápido, de tal forma que el más rápido (imperceptible por tanto al otro) puede informar sobre lo que acontece al más lento y así poderse beneficiar de esta información y tomar el camino más adecuado en el vivir cotidiano.

Un desdoblamiento puede ser imperceptible, como hemos comentado con los fotogramas del cine.

Cómo se produce

La información se intercambia mediante aperturas temporales, es decir, entre los distintos tiempos. Estas «aperturas temporales» imperceptibles, son aceleradores del transcurso del tiempo que nos arrastran hacia otros espacios a velocidad prodigiosa.

Todos nos desdoblamos, pero vamos a tal aceleración que es imposible que lo podamos percibir, también por nuestra interrupción periódica de la visión. Por ejemplo, las luces en discotecas (visión lenta o rápida al cambio de luz).

El desdoblamiento pone luz en la oscuridad; Los tiempos imperceptibles son siempre tiempos reales pero oscuros, en donde se fabrican futuros instantáneos. Sin estos potenciales, la vida es imposible.

Cuerpo energético y cuerpo físico

Nuestro «doble» es verdaderamente otro «yo». El cuerpo visible explora el espacio en nuestro tiempo, el otro, totalmente imperceptible, viaja en los diferentes tiempos de nuestro desdoblamiento.

De forma muy resumida puede decirse que un cuerpo energético informa nuestro cuerpo físico. Toda partícula emite y recibe ondas. Todo organismo recibe informaciones para vivir y sobrevivir.

El presente actualiza futuros potenciales creados por el pasado. Un cambio de pensamiento de un segundo crea numerosos potenciales de equilibrio en un tiempo acelerado, cuya síntesis instantánea en nuestro tiempo conllevaría una puesta en forma rápida de apariencia milagrosa.

Nuestro «doble» experimenta muy rápidamente nuestro futuro y, por aperturas imperceptibles entre los dos tiempos, se produce intercambio permanente de informaciones que nos llevan por el buen camino.

Los cambios

Restablecer un cuerpo enfermo o acallar una mente angustiada viene a ser, en este sentido, cambiar el futuro y consecuentemente cambiar el mundo. El quejarse o lamentarse crean inmediatamente en el futuro algo del que poder quejarse o lamentarse.

El intercambio de informaciones con un doble —siempre ir del pasado al presente o del presente al futuro, nunca del pasado al futuro— no es mágico ni peligroso. Lo peligroso es ignorar la forma de controlar las informaciones que nos llegan a cada instante y de vivir sin ser conscientes de cómo se llena nuestra mente de pensamientos.

Además de su relación con ho'oponopono, las implicaciones de la Teoría del desdoblamiento son, como podemos imaginar, numerosísimas.

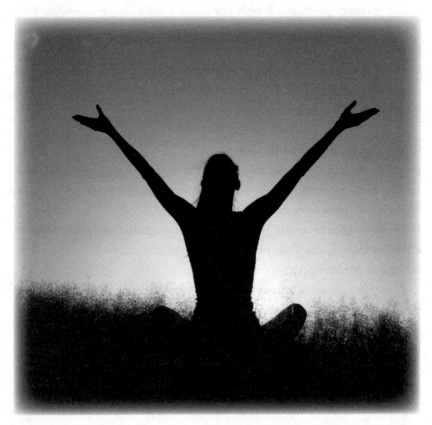

Ho'oponopono y la salud.
La descodificación biológica

La descodificación biológica (DB) es una nueva especialidad en medicina alternativa, que tiene una estrecha relación con el ho'oponopono y abre un nuevo y extraordinario campo de aplicaciones terapéuticas. Como hemos visto, nuestro cuerpo posee todo en sí mismo: el origen, el mantenimiento y la prevención de las enfermedades. Es decir, que guarda en sí todas las preguntas y todas las respuestas. Pues bien, según los pioneros en esta nueva visión de la medicina, como el psicoterapeuta Christian Flèche, el síntoma es una reacción de adaptación a un acontecimiento no acabado, detenido en el tiempo, y que de enemigo puede convertirse en un valioso aliado. Y puesto que un síntoma indica de manera precisa el origen de la enfermedad, actúa sobre la raíz misma.

En su obra, Flèche ofrece un compendio extraordinario del sentido bioló-gico de las enfermedades, presentadas a través de los distintos sistemas cor-porales con numerosos y detallados ejemplos.

Cada síntoma, una vivencia

Según este enfoque, cada síntoma corresponde a una vivencia, a una emoción bloqueada. Cada dolencia posee un sentido biológico y disponemos de una serie de claves terapéuticas para abordar y superar los conflictos emocionales no resueltos y, por tanto, la enfermedad.

En otras palabras, nuestras enfermedades están aquí para curar algo oculto, invisible, inconsciente. Y ho'oponopono nos ayuda a resolver cualquier trastorno de salud, tanto si es de tipo mental como físico. Sin sustituir la tarea del médico, sí que en cambio se convierte en una herramienta extraordinaria para apoyar y acompañar la enfermedad, incluso si se trata de un problema grave. La descodificación biológica de las enfermedades nos permite conocer mejor su alcance y lo que podemos hacer. Existen ya algunos diccionarios de descodificación de enfermedades además del de Flèche (ver bibliografía) y, a pesar de lo reciente que es esta técnica, no deja de asombrar la notable precisión de cada síntoma con su valoración. Yo lo he incorporado con éxito en mi consulta y he comprobado que por un lado es muy fácil de comprender en una primera impresión, y por el otro lado es realmente interesante para profundizar en su estudio. Aquí tenéis una tabla con alguno de los conceptos más simples. Hay que indicar que ya existe una gran precisión estudiada para cada síntoma.

**Tabla de correspondencias
entre trastornos físicos y partes del cuerpo**

Parte del cuerpo	Posible significado del problema
Cabellos	Fuerza
Cuero cabelludo	Fe en mi divinidad
Cabeza	Individualidad
Ojos	Capacidad de ver
Oídos	Capacidad para escuchar
Nariz	Capacidad de sentir o vivenciar situaciones y personas
Labios	Superior femeninos, inferior masculino
Dientes	Decisiones.
	Femeninos los superiores, masculinos los inferiores
Cuello	Flexibilidad en la forma de ver y encarar situaciones
Garganta	Expresión, creatividad, comunicación
Hombros	Capacidad de llevar responsabilidades
Brazo	Capacidad de comprender situaciones y personas
Codos	Flexibilidad en los cambios
Dedos	Detalles de cada día
Pulgar	Problemas relacionados con el intelecto o la audición
Índice	Miedo vinculado al ego o al sentido del olfato
Medio	Ira o preocupación importante relacionada con la visión
Anular	Dolor ligado a una unión o al tacto
Meñique	La familia o el sentido del gusto
Corazón	Amor
Sangre	Alegría, dicha, felicidad
Pechos	El lado materno
Pulmones	Necesidad de espacio vital

Estómago	*Capacidad de asimilar los acontecimientos*
Espalda	*Soporte y apoyo*
Articulaciones	*Capacidad y flexibilidad para manejar la vida*
Piel	*Conexión entre interior y exterior*
Huesos	*Estructura del mundo en el que vivo*
Útero	*Casa*
Intestinos	*Capacidad de dejar de lado lo que no es esencial*
Riñones	*El miedo*
Páncreas	*Alegría interior*
Hígado	*La crítica y la ira*
Piernas	*Capacidad de avanzar*
Rodillas	*Orgullo, terquedad, flexibilidad*
Tobillos	*Flexibilidad ante nuevas perspectivas*
Pies	*Dirección de la vida*
Dedos de los pies	*Detalles de mi futuro*

Aceptar las cosas como son nos permite profundizar en el borrado de las memorias limitativas y dejar que vengan las soluciones, es decir, la solución. Y sobre todo, expandir la curación, lo cual, como podemos suponer, significa un gran paso adelante para el mundo.

«Cada órgano dañado responde a un sentimiento»
(*Descodificación biológica*)

El psicoterapeuta Christian Flèche, pionero de la teoría de la descodificación biológica era enfermero en un hospital de Normandía y observó que pacientes con la misma enfermedad, tratamiento y doctor evolucionaban de manera muy diferente. Eso le llevó a desarrollar la hipótesis de que las enfermedades son una metáfora de las necesidades físicas y emocionales de nuestro cuerpo. Cuando no hay una solución exterior a esa necesidad, hay una solución interior. Salud y enfermedad están dentro nuestro, de modo que el propio cuerpo es nuestra primera herramienta de curación.

Nuestros miedos, nuestras percepciones

Cada órgano del cuerpo quiere satisfacer su propia función, es decir, atrapar oxígeno, alimentos... Así que si el cuerpo quiere comer, pero en el exterior hay guerra y no lo consigue en un plazo razonable, aparece el conflicto. El inconsciente inventa una vía suplementaria de supervivencia: un síntoma, que es una solución o una tentativa de solución inconsciente e involuntaria a ese shock vivido. En ese caso, el miedo a morir de inanición atacaría el hígado.

Una persona que siempre tiene prisa puede desarrollar un nódulo en el tiroides, que envía más tiroxina y aumenta el metabolismo del cuerpo, eso la hará más rápida. Todo lo que captamos a través de los cinco sentidos, de los captadores neurovegetativos que vienen del interior del cuerpo, lo que pensamos o imaginamos, se traduce en realidad biológica. Y, de no encontrar una solución concreta y consciente provocará un síntoma. De manera que, por ejemplo, si escuchamos algo muy desagradable que nos afecta… podemos tener acidez de estómago.

Además, hay otra cosa importante: en estos casos el cerebro no distingue entre lo real o lo imaginario. Un trozo de limón en la boca o la idea de un trozo de limón en la boca provocan la misma salivación. En función del sentimiento particular, el conflicto afecta a una zona precisa del cerebro, visible por el escáner, a un órgano y a una realidad energética.

Cuatro realidades

Somos una unidad compuesta de cuatro realidades inseparables: orgánica, cerebral, psíquica y energética. No hay ni una sola célula del cuerpo que escape al control del cerebro, y éste no escapa al control del pensamiento, consciente o inconsciente; de manera que ni una célula del cuerpo escapa al psiquismo. Un conflicto siempre va acompañado de un sentimiento personal que repercute en estos cuatro planos.

Cuando encontramos la solución –el «remedio»–, los cuatro niveles sanan simultáneamente. Flèche relata el caso de una paciente que tenía dolor en el hombro. «¿Desde cuándo?», le pregunté. «La primera vez, estaba sola con mis hijos» «Si estas con tus hijos, no estás sola, ¿quién falta?» «Mi marido que nunca está, yo necesito estar arropada». Cuando lo reconoció, el dolor desapareció.

A lo largo de un día no satisfacemos todas nuestras necesidades fundamentales.

Cuando no las satisfacemos, nace una emoción. Si esa emoción se libera en el exterior bajo una forma artística, a través de la palabra, el baile o los sueños... todo va bien. Cuando el acontecimiento no está expresado, queda impreso y el cuerpo será el último escenario de ese evento.

Pero ¡no todos los conflictos provocan enfermedad! Para ello es necesario que sea un trauma dramático, imprevisto, vivido en soledad y sin solución. Cuando se dan estos cuatro criterios, el trauma se manifestará a través de la biología.

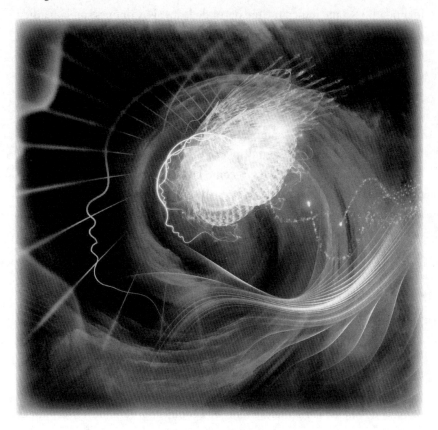

Emociones y órganos

Distintas emociones corresponden a distintos órganos del cuerpo, como hemos visto de forma resumidísima en la tabla anterior. Por ejemplo, todo lo que tiene que ver con la epidermis responde a conflictos de separación; el esqueleto, a una desvalorización; la vejiga corresponde a conflictos de territorio. Para las mujeres diestras, problemas en el seno y hombro izquierdos corresponden a problemas con los hijos y viceversa para las zurdas; los desajustes en el seno y hombro derechos corresponden para las diestras a problemas con la pareja y viceversa.

El estómago e intestino significan el no tener lo que se quiere. No poder digerir lo que se tiene corresponde al duodeno y estómago. El colon corresponde a un conflicto repugnante. En el recto están los problemas de identidad: «No me respetan y me dejan de lado». Los riñones son la pérdida de puntos de referencia. Los huesos un grave conflicto de desvalorización...

Por eso para estar sano es tan conveniente revalorizar las emociones, ser consciente de ellas y expresarlas; en otras palabras, bailar más a menudo. La gente está mucho tiempo en lo emocional pero son emociones procuradas: espectáculos como el fútbol o el cine. Podemos reducir a la mitad un malestar compartido; si seguimos compartiéndolo acabará desapareciendo. Una felicidad compartida se multiplica por dos.

La ira y la violencia se expresan como consecuencia del miedo. El miedo produce rabia y enfado. Cuando estamos en contacto con la emoción auténtica, se transforma; cuando lo estamos con la emoción de superficie, no hay cambio. Si alguien se dice: «Lo que tengo es miedo», este miedo suyo disminuye a la mitad. Por eso hay que tomar conciencia de uno mismo.

¿Y si la enfermedad fuera la solución?

Según numerosos investigadores la mayoría de enfermedades no existen como tales, sino que se trata de programas biológicos cargados de sentido. Así la enfermedad es un programa biológico de supervivencia para suprimir el estrés fruto de los conflictos que afectan a todo ser vivo.

Para definir lo que es la «descodificacion biológica» hemos de partir de la premisa de que en la naturaleza todo está codificado, en el universo todo es información, por lo tanto, en nuestro organismo también tienen que estar esa información.

Sabemos por ejemplo que el ADN contiene información codificada, pero hay más información a la que no hemos podido acceder, como por ejemplo, la que se encuentra en el inconsciente biológico, el cual puede activar una solución biológica de adaptación frente a shocks biológicos o emocionales, como sería el caso del ser humano.

El ser humano puede tener un shock emocional, pero para el inconsciente esto equivale a un shock biológico.

La diferencia está en que un shock biológico es real y objetivo, mientras que uno emocional está en la mente de la persona y la mente no puede diferenciar entre una cosa que pasa en realidad y una cosa que creo que está pasando.

La DB es una nueva aproximación a la salud desde un punto de vista práctico que se interesa, sin excepción, en todos los síntomas y enfermedades tanto físicas: angina, cáncer, esclerosis en placas, diabetes, alergias, etc. como psíquicas: depresión, fobia, obsesiones, etc.

Encontrar la emoción asociada al síntoma

En la DB es el arte de acompañar a la persona a encontrar la emoción oculta, esencial (el resentir) asociada al síntoma que hay (la enfermedad) para descodificarla y así favorecer la curación mediante la liberación de la emoción que hay en el inconsciente y trascender dicha emoción transformándola.

La DB pretende llevar a la persona que se encuentra enferma a preguntarse: «¿Qué es lo que me ha llevado hasta aquí?»

La DB parte de la sintomatología de las enfermedades y estudia los programas biológicos que la naturaleza tiene para adaptarse al medio. Según la DB, la enfermedad no es estática ni proviene de fuera, sino que es un proceso que tiene un sentido. Considera que es un programa biológico que da una respuesta biológica (afección de un órgano) a un conflicto que la mente no ha podido resolver. Esta nueva disciplina de investigación tiene como objetivo descubrir, encontrar, identificar el sentido biológico de la enfermedad y descodificarla.

Un ejemplo

Una de mis pacientes tenía reglas más abundantes de lo normal (menorragia, prolomenorrea). Consultamos el síntoma en la Enciclopedia de correspondencias entre síntomas, significados y sentimientos de Flèche (ver bibliografía) y leímos lo que allí se dice:

■ «Quiero que alguien de esta familia se vaya». (Lazos consanguíneos)
■ «Quiero abandonar esta familia».
■ «Tengo miedo de dejarme vampirizar».
■ «Tengo miedo de que mi compañero me deje».

Nos quedamos heladas. Ella tenía dos de las cuatro señales citadas.

Un método para optimizar los tratamientos

Como metodología se utiliza para optimizar los tratamientos médicos que cualquier paciente recibe, sean naturales, complementarios o convencionales.

La DB estudia, a partir de la sintomatología de las enfermedades, los programas biológicos que la naturaleza tiene para adaptarse al medio.

Para ello utiliza técnicas como la PNL (Programación Neurolingüística), la hipnosis Ericksoniana, o los «Ciclos biológicos memorizados», entre otras.

Para la DB la enfermedad no es estática ni proviene de fuera, sino que se trata de un proceso que tiene un sentido; es un programa biológico que da una respuesta biológica (afección de un órgano) a un conflicto que la mente no ha podido resolver.

Vendría a ser como la analogía de un cuento sufí:

"Érase un hombre que estaba buscando las llaves de su coche que había perdido, y las estaba buscando a la luz de una farola. Se le acerca alguien y le pregunta: «¿Qué estás buscando?» Y él responde: «las llaves de mi coche que he perdido». A lo que le contesta: «No te preocupes: ¿estás seguro de haberlas perdido aquí?»

«No, le contesta, las he perdido allá», señalando la oscuridad. «Entonces, ¿por qué buscas aquí?» Y él le contesta: «Porque aquí hay luz».

Nosotros actuamos igual, buscamos la solución a nuestros males en un lugar cómodo llamado consciente. Allí encontramos las explicaciones que nos interesan. En el consciente nos podemos justificar, razonar y explicar lo sucedido. Pero la solución está en el inconsciente, aquel lugar oscuro donde no queremos ir, porque en él se encuentran las auténticas razones que no queremos ver ni escuchar.

Hay que tomar consciencia de que la emoción es la clave, es la que nos permite vivir, es el motor.

El cerebro emocional

Nuestro cerebro vehicula las emociones gracias al cerebro emocional, es como un cerebro dentro del cerebro. Este cerebro cuenta con una arquitectura distinta, con una organización celular diferente, e incluso propiedades bioquímicas distintas del resto del neocórtex. Este cerebro emocional suele funcional independientemente del neocórtex.

El cerebro emocional controla todo lo que rige el bienestar psicológico y una gran parte de la biología del cuerpo. Los desórdenes emocionales son consecuencia de las disfunciones de este cerebro. Estas disfunciones tienen su origen en experiencias dolorosas vividas en el pasado y sin relación con el presente, pero que se hallan impresas de manera imborrable en el cerebro emocional. Estas experiencias acostumbran a controlar nuestras percepciones, incluso varias décadas después.

El objetivo de la DB es que el paciente se haga consciente de estas emociones ocultas por razones educativas, culturales, religiosas, etc.

El inconsciente es más rápido, está más adaptado a reacciones para la supervivencia y dirige nuestra vida cuando el consciente está prestando atención a otras cosas. Este inconsciente, al que llamaremos inconsciente biológico, es muy sensible a estados emocionales alterados, que disparan al inconsciente para adaptarse a la nueva situación.

Cuando hay una desconexión entre los dos estados cerebrales, cuando no hay coherencia emocional (pensar-sentir-actuar), no podemos percibir las señales de nuestro inconsciente biológico, y este tiene que expresarse a través del síntoma, del cuerpo.

En resumen, de acuerdo con ho'oponopono y con la filosofía huna:

- Cada uno de nosotros está conectado a su yo superior.
- Nuestro yo superior nos ama sin condiciones.
- Nuestro yo superior nos ayudará si se lo pedimos de manera específica.

Es decir, nuestro yo superior soluciona los problemas ocultos en nuestro subconsciente.

Ejercicio para unir ho'oponopono y la ley de la atracción

- **Identifica el objetivo o proyecto sobre el que estás trabajando.** ¿Qué quieres cambiar? Tu yo superior reconoce las causas de una circunstancia determinada y sabe cómo remediarlas. Además, conoce tu verdadera naturaleza y es favorable que participe, porque tiene una mayor comprensión de las consecuencias de una determinada acción.

- **Afirma verbalmente qué quieres obtener.** Se trata de borrar los viejos esquemas interiores y sustituirlos por otros nuevos; para evitar volver a caer siempre en los antiguos errores, es preferible confiar en nuestro yo superior, que sabe exactamente lo que hay que hacer: «perdóname, lo siento, gracias, te amo».

- **Deja que tu yo superior haga su trabajo,** que cambie el modelo presente por uno más adecuado a tu esencia y a tu situación, pero también a la situación de todas las partes involucradas en el proceso: «perdóname, lo siento, gracias, te amo».

- **Pide que se te avise cuando el proceso haya terminado:** «perdóname, lo siento, gracias, te amo»... Cuando se empiezan a tener experiencias positivas, son la confirmación de que el proceso de evolución interior ha tenido éxito.

Ho'oponopono y terapias

Existe una forma de utilizar ho'oponopono para los terapeutas que potencia los resultados que se pueden obtener con cualquier terapia, ya sea alternativa o convencional. Es sencillo, se trata solamente de asumir la parte de responsabilidad que nos corresponde de la dolencia que padece la persona que se presenta en la consulta. Esta práctica forma parte del más genuino conocimiento que enseña la filosofía ho'oponopono: si está en tu realidad, es tu responsabilidad. El paciente está en tu consulta, ¿verdad? Está en tu realidad; es tu responsabilidad. Así lo expone el Dr. Len:

«En los enfoques tradicionales acerca de la solución de problemas y la sanación, el terapeuta comienza con la creencia de que la causa del problema está en el paciente, no en sí mismo. Cree que su responsabilidad es ayudar al paciente trabajando en su problema. ¿Podría ser que esta creencia haya resultado ser la causa del fracaso sistemático en la profesión de la sanación en general?»

Los buenos terapeutas

Para ser un solucionador de problemas eficiente, el terapeuta debe estar dispuesto a ser absolutamente responsable de haber creado la situación problemática. Esto es, debe estar dispuesto a ver que la fuente de los problemas son los pensamientos erróneos que pasan por su cabeza, no por la de su paciente. Los terapeutas nunca parecen darse cuenta de que, cuando hay un problema, ¡ellos siempre están presentes! Ser absolutamente responsable de tratar de manera realista el problema le permite al terapeuta ser absolutamente responsable de solucionarlo.

Mediante ho'oponopono, el terapeuta es capaz de trasmutar los pensamientos erróneos que pasan por su cabeza y por la de su paciente en perfectos pensamientos de amor. Cuando los pensamientos erróneos se reemplazan por pensamientos amorosos en el terapeuta y su familia, parientes y ancestros, éstos también son reemplazados en el paciente y su familia, parientes y ancestros. Ho'oponopono permite al terapeuta trabajar directamente con la Fuente original que puede transmutar los pensamientos erróneos en amor.

En la resolución de problemas a través del ho'oponopono, el terapeuta primero toma su identidad, su mente, y la conecta con la fuente original, con la divinidad. Una vez establecida la conexión, el terapeuta apela al amor para que corrija los pensamientos erróneos de su cabeza que se están materializando como un problema, en primer lugar para él mismo y, en segundo, para su paciente. La súplica es un proceso de arrepentimiento y perdón por parte del terapeuta: «pido perdón por los pensamientos erróneos en mi interior que han causado este problema para mí y para el paciente. Por favor, perdóname».

Mientras el paciente cuenta su dolorosa historia, yo comienzo a limpiar en mi interior los pensamientos erróneos que se han materializado en forma de su problema. En respuesta al arrepentimiento y la súplica de perdón del terapeuta, el amor empieza con el proceso místico de transmutar los pensamientos erróneos.

Una transmutación maravillosa

En este proceso de corrección espiritual, el amor neutraliza la emoción errónea que ha causado el problema, ya sea el resentimiento, el miedo, la ira, la culpa o la confusión. En el siguiente paso, el amor libera las energías neutralizadas de los pensamientos dejándolos en un estado de vacío, de total y verdadera libertad.

Una vez liberados y vacíos los pensamientos, el amor llena el espacio libre consigo mismo.

¿El resultado? El terapeuta se renueva, se restaura en el amor. Y cuando el terapeuta se renueva, también lo hacen el paciente y todos los involucrados en el problema. Donde antes había desesperación en el paciente, ahora hay amor. Donde había oscuridad en el alma, ahora está la sanadora luz del amor.

Para los terapeutas es una nueva y extraordinaria forma de enfocar la sanación y la relación entre el terapeuta y su paciente. Cambia completamente la actitud con la que abordamos el acto terapéutico. Como explica la Dra. M.ª Carmen Martínez Tomás, médico especializada en medicina natural: «si los profesionales que nos dedicamos a promover la salud observáramos con atención a las personas y dolencias que aparecen por nuestro consultorio, nos daríamos cuenta de que en la mayoría de los casos reflejan aspectos de nuestras propias molestias, ya sean físicas, psíquicas o emocionales, las cuales padecemos o hemos sufrido en algún momento de nuestra existencia. Constatar esta evidencia nos llevaría a pensar que existe alguna misteriosa relación entre ellos y nosotros, los pacientes y los terapeutas, los enfermos y los que en teoría estamos sanos. Y así es, porque en realidad somos uno.

Ellos nos reflejan igual que en un espejo o, si quieres verlo de otra forma, nosotros somos su reflejo. El caso es que atraemos a nuestra consulta exactamente a las personas que nos muestran ocultos aspectos de nuestra personalidad y de nuestras creencias que deben ser sanados. Al asumir esta responsabilidad al cien por cien, tenemos la posibilidad de mejorar juntos».

En resumen. Ho'oponopono y la salud

- El desdoblamiento y las aperturas temporales
  El «otro» funcionamiento del tiempo.
  A tamaño pequeño y a tamaño grande. El principio de los gemelos.
  Somos cuerpo y energía. Cómo asimilamos esta información.
  Controlar el pensamiento.
- Teoría del desdoblamiento. Una partícula y su horizonte
  Cómo se produce. Cuerpo energético y cuerpo físico. Los cambios.
- Ho'oponopono y la salud. La descodificación biológica
  Tabla de correspondencias.
  Nuestros miedos, nuestras percepciones. Cuatro realidades.
  Emociones y órganos.
- ¿Y si la enfermedad fuera la solución?
  Encontrar la emoción asociada al síntoma.
  Un método para optimizar los tratamientos. El cerebro emocional.
  Ejercicio para unir ho'oponopono y la ley de la atracción.
- Ho'oponopono y terapias
  Los buenos terapeutas.
  Una transmutación maravillosa

El proceso de limpieza

Ho'oponopono. La práctica diaria

«Todo lo que vives se basa en las opciones que has hecho. La culpa no la tienen tus padres, tus relaciones pasadas, tu trabajo, la economía, el clima o tu edad o cualquier otra excusa. Es el Universo entero a través de ti: tú eres el único responsable de todas las decisiones que tomas».
(WAYNE DYER)

«¿Quieres saber qué aspecto tiene el mundo cuando empiezas a caminar con la comprensión de que eres un Ser de Luz sublime?
¿Cuando empiezas a darte cuenta de que eres el amo de ti mismo?
¿Cuándo sabes que todo es posible y que el Universo conspira siempre a tu favor? Pues la verdad es que es muy parecido al que tiene ahora».
(MIKE DOOLEY)

Veamos cómo practicar ho'oponopono en nuestra vida cotidiana. ¿Por dónde empezar el proceso de limpieza? ¿Cómo y cuándo recitar las cuatro palabras, con qué frecuencia, en qué situaciones? ¿Puede uno practicar solo, o deberíamos estar acompañados? Vamos a ver estas y otras cuestiones, así como alguna de las herramientas que pueden ayudar.

El rezo en el proceso de limpieza

Para muchas personas la oración no importa, o no forma parte de la vida cotidiana. Es más, existe una parte importante de seres humanos que sienten cierto pudor, o hasta ridículo con el rezo. Personalmente confieso que, al principio de practicar ho'oponopono, me resultaba un poco chocante recuperar la oración, una práctica perdida en mis años de infancia.

Lo sentía un poco artificial, parecido a las fórmulas que se recomiendan antes de algunas prácticas tántricas. Una vez probamos uno de esos recitados con mi compañero. Al escuchar unos rezos suyos tenía que contestar frases como: «yo te recibo, oh Shiva, hombre, dios, mi consorte, mi héroe; más allá de tu nombre está tu esencia que...» Él me interrumpió y los dos terminamos riendo como niños. Sustituimos aquellas frases por unos ejercicios de respiración yóguica.

Pero en ho'oponopono es diferente.

Dicho de otro modo, así como la intimidad que podamos sentir hacia nuestra pareja puede estar muy lejos del formulismo de unas palabras, podemos pensar que será lo mismo en ho'oponopono. Pero no es así.

Incluso considerando que las oraciones que se nos sugieren desde la tradición hawaiana puedan estar influenciadas por la presencia del cristianismo en las islas, lo cierto es que la repetición de: «Lo siento, Perdóname, Gracias, Te amo» es de una naturaleza completamente diferente. Y solo la práctica y la insistencia sincera y consciente pueden lograr que nos demos cuenta de ello. ¡Hay que evitar pronunciarlas como si fueran palabras gastadas!

En cuanto a las oraciones, si al principio os inquieta repetirlas en voz alta, seguidlas en silencio, interiorizándolas hasta donde os sea posible. Comenzaremos con una de las más conocidas.

La oración Morrnah

Esta oración fue creada por Morrnah y la transmitió posteriormente el Dr. Len. El recitado de esta oración inicia el proceso de limpieza y centra nuestra intención curativa:

«Divino Creador, Padre, Madre, Hijo todos en uno.
Si yo, mi familia, parientes y antepasados han ofendido a tu familia,
parientes y antepasados en pensamientos, palabras, hechos y acciones,
desde el inicio de nuestra creación hasta el presente, pido tu perdón.
Deja que esto sane, limpie, purifique, libere, corta todas las memorias,
bloqueos, energías y vibraciones negativas, y trasmuta estas energías no
deseadas en pura Luz. Que así sea».
Lo siento, Perdóname, Gracias, Te amo.

Repetir las palabras

En resumen, cada vez que sientas incomodidad, enfado, angustia, o cualquier emoción negativa respecto a un hecho, situación o persona, o hacia ti mismo, di para tus adentros: Lo siento, Perdóname, Gracias, Te amo.

Hazlo cuantas veces lo creas necesario. Recordemos que con estas palabras estamos conectando con nuestro niño interior y con la divinidad que existe en nosotros. Pedimos el borrado de las memorias que nos atan.

«De corazón lamento que mis pensamientos erróneos hayan creado situaciones
indeseables en mi vida, quiero limpiar estas memorias».
Lo siento, Perdóname, Gracias, Te amo.

Para cambiar la realidad

■ En momentos donde nos encontremos viviendo experiencias repetitivas podemos afirmar: «Amo mis memorias, gracias por la oportunidad que tengo de liberarlas y liberarme». Lo siento, Perdóname, Gracias, Te amo.
■ Cuando no nos sintamos a gusto con nuestra realidad podemos afirmar, dirigiéndonos al Universo, a lo divino que hay en cada persona:

«Limpia en mi lo que está contribuyendo a mis limitaciones y mi escasez».
Lo siento, Perdóname, Gracias, Te amo».

Para sanar relaciones diremos:

«Te amo, Te amo, Te amo. Perdóname, lo siento. Cualquiera que haya sido esta memoria que haya causado esto entre nosotros, Por favor bórrala. Gracias, Gracias, Gracias».

Responsabilidad

«Lo siento, perdóname por aquello que está en mí que ha creado esto».

Así tomamos responsabilidad y desde ese lugar nos perdonamos a nosotros mismos. Como tenemos recuerdos en común, basta con que uno tome la responsabilidad de pedir perdón para que esos recuerdos se borren.

El proceso de ho'oponopono en las tres mentes

Arrepentimiento y perdón

■ La mente consciente inicia el proceso de borrado de memorias, y envía nuestra petición a la divina Inteligencia universal para que transmute nuestras creencias erróneas en Vacío. Se reconocen que los problemas son las memorias revividas en tu mente subconsciente y que éstas son responsables de tu realidad.

■ El flujo descendente de la petición encaminada a la mente subconsciente, gentilmente pone en movimiento las memorias para una transmutación. La petición aparece en la mente súper consciente, proveniente de la mente subconsciente.

■ La mente súper consciente, siempre ligada a lo divino, está en condiciones de valorar y modificar. La petición se eleva entonces a la Inteligencia universal.

La ayuda decisiva

Al practicar Ho'oponopono no intentamos modificar al otro, sino que la divinidad nos ayuda a limpiar esas memorias que hacen que yo vea al otro como un problema, pero como esas memorias son compartidas, al sanar nosotros también lo hacen los demás.

Es importante comprender que cuando observamos un problema en alguien, esa persona es un maravilloso reflejo de nosotros mismos, reflejo de alguna memoria dolorosa guardada en nuestro subconsciente, que se manifiesta a través de otra persona.

El verdadero problema es la creencia errónea que tenemos arraigada sobre aquella persona. Seamos o no conscientes de ello, lo proyectamos todo el tiempo creando así nuestra realidad.

Ho'oponopono nos ofrece herramientas maravillosas para sanar, limpiar, purificar y así tomar lo que cada día se nos ofrece como una bendición.

Insistiremos:

■ **Lo siento.** Tomo la responsabilidad al cien por cien de todo lo que sucede en mi vida.

■ **Perdóname.** Sentido arrepentimiento de los pensamientos erróneos y creencias que en algún momento he tomado en consideración.

■ **Gracias.** Por la oportunidad de borrar mis memorias erróneas.

■ **Te amo.** Transmuta en luz la energía, bloqueos, o vibraciones negativas.

La desvinculación kármica

Todas nuestras memorias forman parte también de lo que podemos llamar nuestro karma (ver capítulo 2); en pocas palabras, nuestras deudas para pagar sobre la base de nuestras acciones pasadas. El proceso de limpieza continúa con un trabajo de desvinculación para cortar con todas estas experiencias pasadas.

Liberar memorias a cualquier nivel

Para llevar a cabo este ritual, aíslate en una habitación o en un lugar en el que estés seguro de no ser molestado durante una hora larga. Por supuesto, apaga los teléfonos móviles y aléjalos, junto con toda clase de timbres y ruidos.

■ Registra cada problema que quieres abordar en una hoja de papel: son las cosas que quieres cortar en tu vida (una situación, los nombres de un cónyuge anterior, estados o emociones como los celos, el orgullo, el miedo o la vanidad, una situación familiar o de trabajo que no quieres sufrir, etc.).

■ Provéete de una vela, incienso, un vaso de agua y una piedra o un cristal. Cada uno de ellos representa a la vez los elementos y tus cuerpos: la vela representa la purificación por el fuego, el humo del incienso tus pensamientos y tu cuerpo mental, el agua simboliza tus emociones, el cristal de cuarzo o la piedra son la tierra y tu cuerpo físico.

■ Empieza por sentir cómo la energía de la tierra se eleva en todo tu cuerpo. Imaginemos entonces lo mismo desde el cielo. Esto te ayudará a conectar la energía del cielo y de la tierra, que luego circulará en tu cuerpo.

■ Es el momento de llamar mentalmente a quien quieras que te ayude a llevar a cabo este ritual: los guías, los santos, los ángeles de la guarda...

■ Declara tu voluntad de cortar toda conexión kármica con tus memorias, tu programación y tus creencias, incluso aunque no sepas cómo.

■ Ahora sigue la misma voluntad de liberación mirando el agua que corresponde a tus emociones, el incienso para tu parte mental, y finalmente la piedra o el cristal para tu cuerpo físico, cada uno con una respiración profunda. Ya estás listo para empezar.

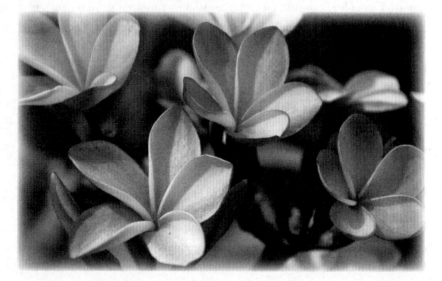

Ritual

Vas a revisar todas las situaciones posibles en cada área de tu vida que pueda significar un problema para ti. Añade ahora ho'oponopono al ritual.

Recita la oración de Morrnah (ver pág. 000) y luego las cuatro palabras, «Lo siento, Perdóname, Gracias, Te amo» antes de pedir a tu parte divina que cuide de ti y de tu problema.

El ritual se repite para cada situación, pensando con atención en todos los problemas que te preocupan: indica tu voluntad y, tras recitar de nuevo las cuatro frases de ho'oponopono, corta por la mitad del papel correspondiente mientras pronuncias, a modo de oración, una frase como por ejemplo:

- *«Hoy, con toda mi conciencia, incluso si yo estaba de acuerdo para llevar .... (tal problema, tal nombre, tal situación negativa), ordeno cortar aquí y ahora, de acuerdo con mi ser divino y mi esencia, el punto cero, toda conexión o enlace contaminante con .... (la situación), aunque no sepa cómo».*

- *«Elijo liberar y recuperar mi poder para decidir ser quién soy, aquí y ahora, incluso aunque no lo creyera».*

Es importante hacer este trabajo en el amor y la compasión. Recuerda que tú eres completamente responsable de esta parte del proceso.

Cierre

Una vez que hayas revisado todas las situaciones, estados, personas o emociones, tendrás que cerrar el ritual. Para ello retomas la oración de Morrnah y las cuatro palabras clave de ho'oponopono y a continuación dices: «yo ordeno, en conexión con la fuente y mi esencia, aquí y ahora, al punto cero y en el amor, a ser liberado de inmediato de la conexión o de la carga kármica para siempre. Que todo lo que quede sea transmutado y desaparezca de mi cuerpo, emocional, mental y espiritual, incluso aunque me parezca imposible».

Bebe ahora un vaso de agua, para representar que esta agua va a disolver en ti cualquier bloqueo. Y di: «me conecto a mi esencia aquí y ahora, todos los días de mi vida y a todos los niveles, en el amor de mí mismo, cualesquiera que sean las situaciones que haya vivido o que esté viviendo hasta ahora, incluso aunque no sepa cómo».

Fácil de seguir

La ventaja de ho'oponopono es que no es necesario embarcarse a practicar un sinfín de ejercicios. Si uno se siente realmente atrapado en una situación material, basta con recitar la oración de Morrnah y las cuatro palabras o frases, *«Lo siento, Perdóname, Gracias, Te amo»* tan a menudo como sea posible, en cualquier momento del día. Esta es la recitación regular que permitirá resolver una situación de bloqueo y abrirá con total tranquilidad el camino a las transformaciones en tu vida.

Repítete el conjunto de oraciones. Escríbelas en un post-it, cuélgalas en tu oficina, que te acompañen en el bolso, en la maleta o en el teléfono móvil... cuanto más las veas, cuanto más las leas, más se quedarán estas frases a tu cerebro en vez de los viejos patrones y memorias erróneas que todavía puedan quedar en mente.

¿Cuándo recitar las cuatro frases? Lo mejor es, insistimos, repetir el recitado lo más a menudo posible.

La frecuencia del recitado

En casa, en el coche, en la oficina o en el baño... es bien fácil recitar estas cuatro palabras generando una atmósfera particular. Se puede hacer en cualquier momento; sin embargo, el ho'oponopono es particularmente útil en caso de conflictos o situaciones difíciles o desagradables, o bien en caso de duda.

En cuanto a la frecuencia del recitado, es bien simple: tantas veces como sea posible y también ¡tan a menudo como sea posible! Cuando estás dispuesto a aceptar que eres el creador de lo que te sucede, has decidido también eliminar en conciencia lo que no te conviene. Para eso, sabes también que hay que liberar el pasado con el perdón y la aceptación de lo que es... Así que, mientras sientas que tienes que perdonar, utiliza tu tiempo disponible. ¡Practica!

Personalmente, a veces lo repito en mi cabeza en forma de bucle en el momento de sueño... Algunas fuentes recomiendan recitar el mantra ciento ocho veces, al modo de la tradición budista, que siguen esta práctica durante cuarenta y nueve días. Pero lo más importante es encontrar tu propio ritmo.

Tu voz

Es conveniente formular en voz alta tus intenciones y peticiones. La voz es un órgano muy importante, y la energía impulsada por una intención pronunciada en voz alta o baja o alta no será la misma. Hay una diferencia entre simplemente tener un pensamiento y expresar este pensamiento con tu voz.

Incluso contando con que nuestros pensamientos son muy fuertes, generadores de cambios y expresión de la voluntad, la repetición de este mantra, aunque sea en voz baja, pero con gran convicción, expresa poder y resuena en toda tu casa. Y puedes comprobar enseguida los resultados. Además lo puedes adaptar a tu vida y a tu calendario, sea por ejemplo una declamación en voz alta si estás solo y un simple susurro si estás en la empresa.

La fuerza de la convicción

En una intención, la confianza y la convicción es lo más importante. Si uno recita el mantra con desgana, o de forma boba, en voz alta pero sin convicción, sin sentimiento o sin amor, el resultado será limitado. Podemos considerar que el habla genera alrededor del 10% de la intención; el tono, la intención, la fe y la motivación puestas en las cuatro frases hacen el resto. Eso podría explicar el hecho de que algunas personas consiguen unos resultados muy escasos, repitiendo las frases.

¿Por qué la emoción puesta en la fuente de la intención hace que el mantra sea más eficaz? Porque envía directamente un impulso eléctrico al cerebro, que reenvía información a todas nuestras células y al ADN.

¿También al ADN? El ADN (lo hemos visto un poco en el capítulo anterior) es sensible a esta información causando una reacción física. El corazón es el primer emisor de nuestras frecuencias de energía, envía la señal al cerebro y éste la transmite el cuerpo físico. Al igual que se ha descubierto que la serotonina del cerebro está presente también en nuestro sistema digestivo, los científicos han identificado una interacción entre el «cerebro» del corazón y el cerebro de la cabeza. El escritor estadounidense Gregg Braden ha llevado a cabo abundantes experiencias sobre este tema.

Tras abandonar un importante puesto empresarial, Braden decidió viajar por todo el mundo dando conferencias sobre la conexión entre el mundo de la ciencia y la espiritualidad. Entre sus libros están «La matriz divina» y «El tiempo fractal», ambos publicados en español (ver pág. 00).

El corazón y la «voz interior»

También en EEUU el Instituto Heart Math lleva más de veinte años trabajando sobre este tema. De acuerdo con sus investigaciones, nuestro «corazón energético» sería un punto de acceso a una tecnología interior. Cuando alguien tiene un verdadero sentimiento de corazón, como el aprecio o la compasión, esto se nota en la mejora de la consistencia natural del corazón. Los sentimientos del corazón y del espíritu serían también las fuentes de energía en las que se apoyan nuestros pensamientos y emociones, que son protagonistas principales de nuestros sistemas biológicos. De acuerdo con estos estudios, el corazón energético es lo que la gente asocia con su «pequeña voz interior».

Estos estudios de laboratorio muestran que una persona que vive en armonía y equilibrio con el núcleo de su corazón irradia un campo electromagnético más coherente y beneficioso para sí misma y los demás.

El poder de las emociones

Imagínate de repente algo terrorífico a tus pies: una gran serpiente, miles de ratones, una invasión de arañas... Probablemente sientas una auténtica emoción, que enviará directamente información a tu cerebro sobre lo qué imaginas de estos animales. En otras palabras, eres tú, basado en tus creencias o tus miedos más profundos, que envías información a su propio cerebro sobre una situación potencialmente peligrosa.

En este tipo de situación es sobre todo tu estado de ser lo que puede generar la continuación de los acontecimientos, no la serpiente o la araña.

Tanto si sientes que la situación es peligrosa como si no te afecta, es algo que ocurre según sea tu punto de vista sobre el animal en cuestión, lo que sientas sobre él en tu parte más profunda. Entonces, ¿qué señales crees que envías a este animal si tienes miedo?

Vivir una situación realmente aterradora ofrece sensaciones y emociones que irradian por todo el cuerpo. Son estas emociones las que crean todo el proceso de impulsos eléctricos enviados al cerebro y al ADN. Así que no es tanto el objeto de tu pensamiento lo que crea la realidad, sino sobre todo la emoción que late en tu forma de pensar.

La práctica individual

Una de las grandes ventajas del método ho'oponopono es que lo podemos practicar solos. ¿Cuántos de nosotros dejamos nuestro propio poder en manos de otros, de los amigos, de la familia, o de los terapeutas? Es como la búsqueda de una varita mágica en forma de un médico, un amigo o alguien de confianza en quien pensamos encontrar comodidad y seguridad... Sin embargo, por encima de todo y principalmente la confianza está en nosotros mismos, ¡hemos de encontrarla en nuestro interior! Si algunos videntes avispados se aprovechan de ello, tú no puedes culparles si no realizas la tarea de recuperar y trabajar con tu propio poder.

Hay una gran diferencia entre la ayuda de una guía benévola y constructiva y ser completamente dependiente de alguien. Por supuesto, los tiempos cambian, la energía es diferente y fluye más rápidamente. Pero nuestra liberación, si así se decide, es más fácil también. ¡Por eso una herramienta que funciona, como el ho'oponopono, es adecuada para tanta gente distinta! Y puedes utilizarla tú solo y con gran facilidad. Basta con que te decidas a repetir: «Lo siento, Perdóname, Gracias. Te Amo».

Su eficacia radica también en el hecho de que somos nosotros mismos los que decidimos este recitado de frases y palabras que nadie más podría decir por nosotros.

Demasiado a menudo perdonamos a nuestro alrededor, tratamos de dar amor... ¡Pero es a uno mismo a quien primero hemos de abordar, de perdonar y de querer realmente! Ho'oponopono es una reanudación de tu poder pleno.

Otras palabras activadoras

Existen otras herramientas que se utilizan en diferentes situaciones. Son frases de la tradición chamánica para contribuir a la generación de limpieza en nuestro interior y a borrar los programas que se repiten en nuestra mente.

Hay quien las llama «palabras gatillo»; para nosotros son palabras activadoras que se utilizan en combinación —y a veces en sustitución— de las cuatro frases.

Llave de luz

Se repite mentalmente y en voz baja: «llave de luz», «llave de luz»... Al repetir esta frase, lo que estamos haciendo es apagar el interruptor de la programación que tenemos en nuestro subconsciente.

Al principio, eso de estar delante de una persona que te está hablando, mientras tú llevas la atención a «llave de luz» puede parecer que no es fácil. Si alguien nos cuenta sus problemas, solo lo hace para darnos la oportunidad de limpiar y borrar las memorias que tenemos en común. Recuerda que son nuestras pantallas. Entonces, antes de reaccionar, antes de dar un consejo o una opinión, pensemos: «llave de luz», «llave de luz»... A menudo no hay que decir nada, basta con escuchar y así la persona se encuentra mejor. Y a veces ella sola encontrará la solución a su problema.

Llave de luz es una especie de contraseña. Cuando te encuentras preocupado por cualquier tema cotidiano, para evitar que la mente empiece con sus pensamientos sin fin, repite mentalmente esta frase: «llave de luz», «llave de luz», «llave de luz»...

Azul hielo

Hay quien utiliza esta frase para cualquier tipo de sufrimiento, tanto físico como emocional. Para cuando te encuentres un poco angustiado, deprimido y también con dolores físicos.

Las enfermedades y dolencias son también recuerdos que podemos limpiar y sanar. Pero recuerda que tenemos que trabajar la causa, no el efecto.

Papel para moscas

La frase «papel para moscas» se utiliza para momentos de rabia o de ira, y en problemas en relaciones de pareja. Cuando te encuentres en un momento fuerte con alguna persona, opta por estar callado. No entres en ninguna discusión, porque ello te sacará de tu centro. Repite mentalmente «papel para moscas», «papel para moscas», «papel para moscas»... Te darás cuenta de cómo te vas calmando.

Otras palabras activadoras

■ **Gotas de rocío.** Los alquimistas la usaban el día de San Pedro, atrapando con paños o trapos limpios las gotas de rocío con fines nobles de sanación.
■ **Fuente perfecta.** Borra las memorias y creencias erróneas.
■ **Llovizna.** Para cuestiones de dinero, providencia y abundante prosperidad.
■ **Verde esmeralda.** Enfermedades.
■ **Punto cero.** Inspiración.

Perseverancia

Muchas personas, cuando oyen hablar de ho'oponopono piensan que es demasiado fácil. Ahora bien, lo que requiere ho'oponopono es realizarlo constantemente. Ahí está su dificultad, el perseverar en su práctica.

Cada vez que tengamos la oportunidad de tomar toda la responsabilidad en algo, practicaremos ho'oponopono para borrar nuestra programación. Pero es algo que no solemos hacer; lo que hacemos es lo que está programado en nuestro subconsciente, reaccionamos, nos preocupamos, juzgamos y opinamos; en resumen no hacemos otra cosa que perder tiempo y energía. Y ya nos encontramos con un problema.

Decidimos reaccionar en vez de soltar, soltar y soltar, porque nuestro ego siempre quiere tener razón.

Cada vez que utilizamos estas herramientas, tanto las cuatro energías, como las frases chamánicas, significa que estamos tomando toda la responsabilidad y repetimos las cuatro frases por la parte de mí que haya generado esto.

De esta forma creamos a nuestro alrededor otra energía, una energía de elevación. Es una forma de transmutar los problemas.

El propósito fundamental del ho'oponopono es descubrir la divinidad dentro de nosotros. Utilizando esta práctica es posible entablar una relación con lo divino y aprender que, a cada instante, nuestros errores de pensamiento, palabra y acción pueden ser limpiados. El resultado final es la libertad, el logro de la liberación total del pasado.

Otras herramientas útiles

Meditación «El niño interior»

■ Recuéstate y afloja tu cuerpo, pon tus manos a los costados y relájate. Cierra los ojos y céntrate en tu respiración, deja que se vuelva suave y profunda.

■ Al inspirar toma el aire del Universo y siente como fluye por todo tu cuerpo.

■ Exhala suavemente por la boca y deja ir toda preocupación, elimina el estrés y la ansiedad. No fuerces tu respiración y aquieta tu mente.

■ Se hace una cuenta regresiva del 10 al 1 e irás entrando en un estado de relajación cada vez más profundo. Te irás conectando con tu niño interior, con tu esencia.

10-9-8… cada vez más profundo. 7-6-5… más y más profundo. 4-3-2-1…

■ Ahora puedes observar desde unas escaleras un hermoso jardín, lleno de verde, flores, arboles. Allí abajo te espera un niño, tu niño interior: te sonríe y te extiende su mano.

■ Comienzas a bajar esas escaleras. Cada vez estas más cerca de él, puedes ver en su mirada cuánto desea estar contigo. Finalmente os dais las manos; él te lleva a visitar ese lugar tan hermoso y placentero.

■ Sientes la paz de la naturaleza, el canto de los pájaros, hay también unos bancos donde puedes descansar, fuentes de agua pura y un cielo azul sobre ti con el sol resplandeciente.

■ Tu niño quiere jugar, y tú lo consientes. Te tomas unos instantes para vivir ese momento junto a él.

■ Ahora os tumbáis sobre la hierba, os miráis profundamente y, sonriendo, tu niño te pide que no te vayas, que no te alejes de él.

■ Le prometes estar siempre junto a él, que jamás lo vas a abandonar, que le dedicarás tiempo para divertiros y que juntos vais a ser felices. Le dices que no tenga miedo, que siempre lo vas a proteger.

■ Mirando sus ojos brillantes y atentos le dices: «Lo siento, Perdóname por haber tenido pensamientos erróneos y dolorosos y haber creado esta realidad, Te amo». Tómate tiempo ahora para escuchar lo que tu niño tiene que decirte.

■ Es hora de despedirse y volver.

■ Lo tomas entre tus brazos y le dices cuánto lo quieres, valoras y aprecias.

■ Tu niño se hace cada vez más pequeñito, hasta que puedes tomarlo entre tus manos y lo llevas al centro de tu corazón.

■ Cada vez que sientas los latidos de tu corazón sabrás que allí se encuentra tu niño interior, tu esencia. Puedes tener contacto con él siempre que quieras, él te necesita, no lo olvides. Es un niño, te ama y confía en ti.

Ahora subes las escaleras nuevamente y a la cuenta de 10 abrirás los ojos tranquilamente (1-2-3-4-5-6-7-8-9-10).

Meditación Ha

En la tradición hawaiana todos estos procedimientos comienzan con una respiración llamada «Ha». Consiste en inhalar durante siete segundos, retener la respiración contando siete y exhalar contando igualmente siete.

Cuando hayas vaciados tus pulmones, retén la respiración contando siete. Relájate y deja que sea tu propio ritmo respiratorio el que determine cuándo puede durar tu conteo de siete.

Las técnicas de «tapping»

Al igual que la espectacular herramienta que las «Constelaciones familiares» nos aportan en el conocimiento de nosotros mismos y la curación de heridas físicas y emocionales, las técnicas tapping EFT (Emotional Freedom Techniques) constituyen un notable avance cualitativo en el desarrollo personal.

Psicólogos y especialistas con muchos años de experiencia se asombran de su eficiencia, ya que un terapeuta experimentado puede obtener resultados exitosos en torno al 90% de tratamientos, incluso en pacientes que llevan años en terapia, y además, en muchos casos los problemas concretos se resuelven en una sola sesión.

El núcleo de la técnica consiste en hacer tapping (golpear suavemente con los dedos) sobre ciertos puntos de los meridianos de energía de la medicina tradicional china mientras estamos mentalmente enfocados en el problema emocional que queremos solucionar. Con el tapping normalizamos el flujo energético asociado con ese bloqueo emocional, y a consecuencia de esto la emoción negativa desaparece. Complementariamente, puede usarse un test muscular para desarrollar un tratamiento más refinado.

La hipótesis fundamental que subyace a estas técnicas es que las manifestaciones emocionales negativas están causadas por perturbaciones en el sistema energético humano, es decir las perturbaciones energéticas inducen los cambios físico/químicos corporales relacionados con la emoción.

Estas técnicas nacieron en 1980 de la mano del Dr. Roger Callahan, mientras trataba a Mary, una paciente con una terrible fobia al agua, a la que tenía en terapia desde hacía más de un año.

Habiendo estudiado el tema de las energías sutiles del cuerpo se le ocurrió hacer «tapping» bajo el ojo de su paciente, para regular el meridiano

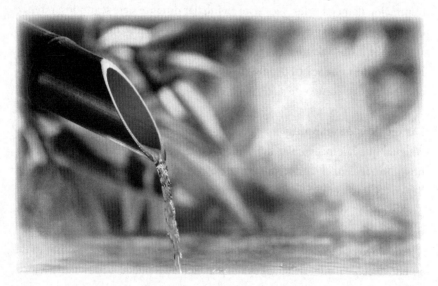

del estómago. Para su sorpresa, la fobia al agua de Mary desapareció instantáneamente, para no volver a aparecer.

A raíz de esta experiencia desarrolló una técnica que llamó TFT (*Thought Field Therapy*, Terapia del campo del pensamiento). Posteriormente los alumnos de Callahan desarrollaron sus propios métodos, entre los cuales destacan EFT, o Técnicas de Liberación Emocional de Gary Craig, entre otras.

Las técnicas de «tapping» también están relacionadas con ho'oponopono.

Liberar el pasado

En última instancia, ¡de eso se trata!, y nos hemos referido a ello a lo largo del libro. Sabemos que hemos elegido nuestros padres, nuestra encarnación, y todo lo que supone, para vivir las experiencias y una realidad a veces difícil. ¡Qué felicidad finalmente comprender todo ello y ser capaces de liberar en silencio lo que hay que liberar! ¡Qué dicha poder decidir este cambio!

Ho'oponopono ayuda a liberarnos de cada una de las situaciones del pasado con los procesos que hemos explicado, y que son bien sencillos: básicamente la oración de Morrnah, la reflexión sobre las cuestiones del problema y la recitación del mantra. Veamos finalmente un ejercicio práctico que se lleva a cabo para apoyar el proceso y hacer que sea aún más eficaz.

Ejercicio de ayuda para liberar el pasado

■ En una hoja blanca dibujas dos árboles, uno a cada lado, con raíces y ramas. Cada árbol representa una transformación entre pasado y presente. Las ramas significan toda la problemática actual en tu vida (bloqueos, soledad, dolor, enfermedad...), mientras que las raíces simbolizan sufrimiento del pasado (limitaciones, traición, humillación, injusticia...).

■ Dibuja primero el árbol del pasado, tómate el tiempo necesario para elaborarlo con detalle.

■ Luego haz lo mismo para el presente, lo que decides tener. Dibujar nuevas ramas, las que quieras tener: paz, prosperidad, armonía, confianza, audacia, satisfacción... Elige también nuevas raíces: confianza, equilibrio, protección...

■ Puedes dar color a tu árbol: rosa para el amor, amarillo para una mejor comunicación, naranja para el cambio, rojo para la acción…

■ Ahora es el momento de pedir: pide cortar todas esas partes que todavía te conectan con el pasado; cuando estés a punto no dudes de cortar con tijeras las ramas y raíces que correspondan.

Mientras tanto, pega los dos árboles en la pared en un lugar destacado, y ordena ahora tu nueva vida.

■ Recuerda, cuanto más sitúes el amor, el perdón y la compasión en relación con cualquier cosa que te conecte con tu pasado, tanto más sentirás hermosas emociones al imaginar tu nueva vida. Así antes encontrará su lugar en ti una nueva energía.

■ Puedes repetir este ejercicio varias veces, con tal de que tu mente pueda «imprimir» el mensaje, y estar seguro de que eso es lo que quieres. Acompañar el proceso con abundantes órdenes e intenciones que vas a leer y releer, decir o repetir tantas veces como sea posible.

Añade el mantra de ho'oponopono para permitir que el lado divino universal pueda guiarte y ayudarte en esta liberación del pasado.

Recuerda la importancia de que lo que escribas sea profundamente sincero; elije las palabras que estén más cercanas a lo más profundo de ti mismo. Como podemos imaginar, la lista de posibilidades es inmensa. He aquí algunos ejemplos tradicionales que tal vez puedan ayudarte:

- «Elijo ser yo mismo aquí y ahora, libre por completo de cualquier pasado, aunque no sepa cómo».

- «Elijo perdonar a todos y liberar a quien me haya hecho daño, incluso si parece imposible».

- «Acepto mi elección de vida y mi responsabilidad en todos los acontecimientos de mi pasado, a pesar de que no conozca cómo».

Relaciones tóxicas

Las relaciones contaminantes son una realidad que es imprescindible separar para tu propio bienestar. ¿Cómo definir una relación contaminante? Podemos reconocerla, porque es una relación que disminuye nuestra energía: la persona con quien mantenemos esta relación (amigo, pareja, colega del trabajo…)

vive en una energía negativa constante que nos envía con regularidad. Por ejemplo, en lugar de creer en nosotros y nuestros proyectos, es una persona que nos da constantemente consejos negativos (y no constructivos, ¡hay que poner cuidado en no confundirnos!) que a menudo comienzan con un «no deberías», o un «no es una buena idea»...

Estas personas «tóxicas», en lugar de animarnos, de ser positivas, intentan desanimarnos de cualquier acción que estemos intentando lograr. Insisten en recordar el lado negativo y perturbador de las cosas (a diferencia de alguien positivo, que nos anima). Una persona «tóxica» absorbe nuestra energía con sus propios problemas, y por último se burla de los nuestros. Su propio miedo para integrar lo nuevo, su incapacidad para hacer algo por sí mismas y, en definitiva, los celos, hacen que este tipo de personas terminen por desdeñar el éxito de los demás, cuando en realidad se trata de cosas que fallan en ellas mismas.

Vale la pena revisar tus relaciones, observar tu entorno con una nueva mirada y preguntarte, por ejemplo:

■ *Cuando ocurre algún acontecimiento dichoso o agradable, o bien cuando experimentas algún pequeño éxito, ¿quién está realmente contento por ti, quien se alegra contigo sin que notes limitaciones a su entusiasmo?*
....
....

■ *¿Quién no te critica nunca?*
....
....

Puesto que somos responsables de todo lo que nos ocurra, y que podemos determinar nuestra vida, en última instancia somos nosotros mismos los que permitimos que estas personas puedan hacer lo que hacen. Así que no dejaremos que este tipo de relaciones puedan existir más, no permitiremos que estén cerca de nosotros. Obviamente podemos trabajar con el mantra de ho'oponopono en todas estas situaciones.

Trabájate para liberar tus relaciones

En relación con todas estas relaciones que quieras limpiar puedes recitar muchas frases teniendo en cuenta los dos polos, positivos y negativos, que están dentro de nosotros. Por ejemplo:

■ *«Elijo conocer a personas formidables que encajan conmigo, aunque no sepa cómo».*

■ *«Estoy en paz y armonía en todas mis relaciones y a todos los niveles, aunque crea que es imposible».*

■ *«Todas las personas tóxicas que puedan contaminarme se alejan automáticamente, aunque me cueste de creer».*

■ *«Acepto mi familia, tal como es, aunque no me dé cuenta».*

■ *«Vivo una relación de amor y armonía con mi pareja, incluso si lo creo poco probable».*

El retroproyector

El terapeuta Jean Graciet pone un ejemplo que muestra lo que significa «crear la propia realidad en cada instante de la vida» y, también, que un problema no está allá donde habitualmente creemos. Todo el mundo sabe lo que es un retroproyector. Es un aparato que proyecta imágenes, una detrás de otra, sobre una pantalla.

Supongamos que estás cómodamente instalado en casa de unos amigos, a punto de visionar diapositivas. De repente, a la vista de la última imagen proyectada, algo te desgarra por dentro. Puede haber sido una frase escrita o la representación de una escena, un personaje, o los colores, las formas…, en realidad poco importa saber qué ha sido. Lo que importa es que, en lo que has visto, hay algo que te desgarra hasta el punto de provocar una intensa emoción en ti. Dicha emoción parece afectarte tremendamente porque, de inmediato, lleno de ira, te levantas y te acercas a la imagen. Luego, coges el primer objeto cortante que encuentras y rasgas la pantalla. Sin embargo, la imagen continua presente porque se proyecta en la pared que hay detrás de la pantalla. Te precipitas contra la pared para destruir la imagen que tanto te molesta.

Si alguien te diera un mazo para romper la pared en la que se está proyectando la imagen ¿sería una buena idea para dejar de verla? ¡Naturalmente que no! Todo el mundo sabe que, para cambiar una imagen proyectada por un retroproyector, hay que cambiar la diapositiva, que está dentro del retroproyector. En consecuencia, si una imagen proyectada por un retroproyector te hace daño, la solución al problema no está en la pantalla ni en la pared, sino en el retroproyector mismo.

Bastará con cambiar la diapositiva para conseguir otra imagen, así de simple. ¡Y esta vez pondremos una imagen que nos agrade!

¿Crees que es diferente en ti? ¡Desde luego que no! Tú también funcionas, de alguna manera, como un retroproyector. Cuando aparece un problema, inmediatamente buscas la solución en el exterior, como si las causas de éste estuvieran separadas de ti mismo, es decir, como si las causas no estuvieran conectadas contigo. Si haces eso, buscarás en el lugar erróneo.

Lo cierto es que la solución a todo problema no está ahí fuera. Los problemas no existen fuera de ti. La percepción que tienes del problema es solo el reflejo de tus pensamientos, de tus creencias, de tus memorias.

Como si de un retroproyector se tratara, la solución a tus problemas no está fuera de ti sino dentro de ti, sea cual sea la causa.

Eres una especie de retroproyector –millones de veces más eficaz que una máquina, sin duda alguna– porque, como él, proyectas imágenes, escenas y personajes que son solamente el reflejo de lo que eres interiormente, de tus pensamientos… Recordemos que cuanto más intensas son las emociones que los acompañan, más creativos son tus pensamientos. ¿Y de dónde salen tus pensamientos si no es de tus memorias? Éstas son las memorias que ho'oponopono, mediante un simple procedimiento, te propone limpiar para liberarte de su impronta y conducirte hacia la paz.

Cero límites

Esta idea tan sencilla y profunda se refiere al estado final al que se puede acceder después de haber borrado con ho'oponopono todas las falsas creaciones pasadas y presentes: «Tú has sido creado a imagen de la divinidad. Eso significa que fuiste creado vacío e infinito. Tan pronto como te dispongas a soltar la basura y vuelvas a vaciarte, la inspiración colmará tu ser y serás libre de ser quién eres».

Cuando el Dr. Len utiliza la palabra «basura» se refiere concretamente a las creencias, los programas y las memorias limitantes de la mente subconsciente que nos crean dolor y sufrimiento. De manera que, si los vamos limpiando conscientemente con la práctica del ho'oponopono, cada vez que este material aflora en nuestra vida en forma de problemas o conflictos, personales, laborales o de cualquier otra índole, nos vamos acercando al estado cero. En el cero no existen límites; por lo tanto, cualquier creación se hace posible, puesto que ya no estamos condicionados por esta basura mental o emocional.

En el vacío, tu parte divina

El proceso ho'oponopono es un constante ajuste hacia el cero. Dice el Dr. Len: «Solo cuando tu mente está en cero puede tener lugar la creación. A esto se le llama 'inspirar' o 'Ha' en el idioma hawaiano. Según este conocimiento, podemos decir que la inspiración tiene lugar cuando estamos en cero. Dicha inspiración se refiere tanto al impulso artístico como a cualquier otra creación que queramos materializar en nuestra vida».

Refiriéndose a la inteligencia divina, el Dr. Len sigue diciendo: «está allí donde se origina toda esta inspiración, está en ti. Hay una parte de ti que es eterna y sin límites. Es el supraconsciente, tu parte divina. ¡Esta mente está vacía! Entonces, esta mente es cero. Tú eres un ser divino en ese cero.»

Cuando estamos inspirados estamos en unidad con la inteligencia divina eterna y sin límites; en este momento, lo divino resuena en nosotros.

> *«He tomado el universo de mi mente de regreso al cero.»*
> Dr. Hew Len

De manera que inspirarnos significa tener acceso a nuestra parte divina, a la mente universal que contiene toda la información del universo, que está disponible para todos nosotros cuando alcanzamos este nivel sin límites. Tal como lo expresa bellamente el Dr. Hew Len: «He tomado el universo de mi mente de regreso al cero». Este es el viaje al que nos invita Ho'oponopono. Un viaje fascinante hacia la manifestación de nuestro propio poder divino en la tierra.

¿Dudas?

Recordemos la conocida frase de Albert Einstein: «Es más fácil de desintegrar un átomo que un prejuicio.» Llegando al final de nuestro recorrido, me gustaría recordar que cada técnica que llega a nuestra vida es una apertura que tiene que ver con la situación personal en que nos encontremos, es decir, que es exactamente lo que necesitas para seguir aprendiendo. Llega a tus manos y en el momento preciso.

¿Miedos?

Es el momento de recordar un aforismo anónimo:
«No tengas miedo. No te sientas solo.
Aquello que mueve las estrellas
te mueve a ti también».
Nada ni nadie llega a nuestra vida por casualidad. ¡Pon luz en tu vida!

En resumen. El proceso de limpieza

- Ho'oponopono. La práctica diaria
- El rezo en el proceso de limpieza
  La oración Morrnah. Repetir las palabras. Para cambiar la realidad.
  Para sanar relaciones. Responsabilidad.
- El proceso de ho'oponopono en las tres mentes
  Arrepentimiento y perdón. La ayuda decisiva.
- La desvinculación kármica
  Liberar memorias a cualquier nivel. Ritual. Cierre. Fácil de seguir.
  La frecuencia del recitado. Tu voz. La fuerza de la convicción.
  El corazón y la «voz interior». El poder de las emociones.
  La práctica individual.
- Otras palabras activadoras
  «Llave de luz». «Azul hielo». «Papel de moscas».
  Otras palabras. Perseverancia.
- Otras herramientas útiles
  Meditación «El niño interior». Respiración «Ha».
  Las técnicas de «tapping» EFT. Liberar el pasado.
  Ejercicio para trabajar con el pasado.
  Relaciones tóxicas.
  Trabájate para liberar tus relaciones
  El retroproyector
- Cero límites
  En el vacío, tu parte divina.
  ¿Dudas? ¿Miedos?

Bibliografía

Braden, Gregg. *El tiempo fractal.* Ed. Sirio.

Braden, Gregg. *La matriz divina.* Ed. Sirio.

Dooley, Mike. *Mensajes del Universo.* Ed. Urano.

Doré, Sylvie. *Huna.* Ed. Obelisco.

Dr. Bodin, Luc, Bodin, Natalie y Graciet, Jean. *El gran libro del Ho'oponopono.* Ed. Obelisco.

Dra. Martínez Tomás, M.ª Carmen. Ho'oponopono. *Lo siento, perdóname, te amo.* Ed. Océano Ámbar.

Flèche, Christian. *Descodificación biológica de las enfermedades.* Ed. Obelisco.

Granier Malet, Lucile y Granier Malet, Jean Pierre. *El doble... ¿Cómo funciona?* Ed. Reconocerse.

Josaya. Ho'oponopono. *La paz comienza en ti.* Ed. Sirio.

Mohr, Barbel y Mohr, Manfred. *Los secretos de Ho'oponopono.* Ed. Obelisco.

Osés Arcocha, María. *Un nuevo paradigma terapéutico.* Ed. por la autora.

Ray, Sondra. *Kahuna y ho'oponopono.* Ed. Arkano books.

Romance Martínez, Luis E. *Los secretos de Ho'oponopono.* Ed. Punto Rojo.

Vitale, Joe y Hew Len, Ihaleakala. *Cero Límites.* Ed. Obelisco.

Colección Esenciales:

Los puntos que curan - *Susan Wei*

Los chakras - *Helen Moore*

Grafología - *Helena Galiana*

El yoga curativo - *Iris White y Roger Colson*

Medicina china práctica - *Susan Wei*

Reiki - *Rose Neuman*

Mandalas - *Peter Redlock*

Kundalini yoga - *Ranjiv Nell*

Curación con la energía - *Nicole Looper*

Reflexología - *Kay Birdwhistle*

El poder curativo de los colores - *Alan Sloan*

Tantra - *Fei Wang*

Tai Chi - *Zhang Yutang*

PNL - *Clara Redford*

Ho' oponopono - *Inhoa Makani*

Feng Shui - *Angelina Shepard*

Flores de Bach - *Geraldine Morrison*

Pilates - *Sarah Woodward*

Relajación - *Lucile Favre*

Masaje - *Corinne Regnault*

Aromaterapia - *Cloé Béringer*

Ayurveda - *Thérèse Bernard*

Plantas Medicinales - *Frédéric Clery*

Bioenergética - *Eva Dunn*